कोविड-19

षड्यन्त्र से समाधान तक

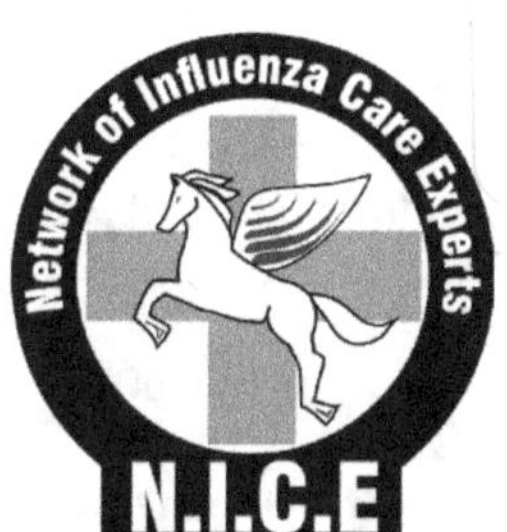

Network of Influenza Care Experts

डॉ. बिस्वरूप राय चौधरी

द्वारा एक एन.आई.सी.ई (N.I.C.E) पहल

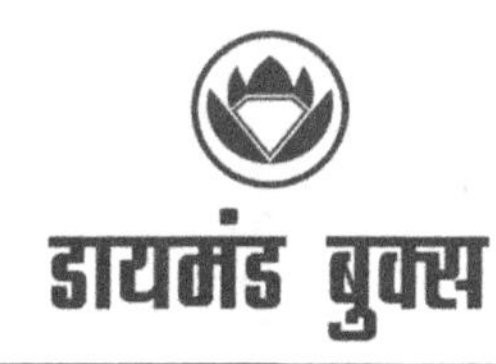

डायमंड बुक्स

www.diamondbook.in

BROUGHT TO YOU BY
Indo-Vietnam Medical Board
India Office:
C/o India Book of Records
B-121, 2nd Floor, Greenfields,
Faridabad -12003 (Haryana), India
Ph. :+91-9312286540

Vietnam Office:
C/o Vietnam Book of Records
148 Hong Ha Street
9 Award, Phu Nhuan District,
Ho Chi Minh City, Vietnam
- Hotline: (+84) 903710505

Malaysia Office:
C/o Bishwaroop International Healing & Research
PT 573, Lot 15077 Jalan Tuanku Munawir,
70000 Negeri Sembilan, Malaysia
Tel :+6012-2116089

Switzerland Office:
C/o Nigel Kingsley
Kraftwerkstr. 95, ch-5465, Mellikon, Switzerland
Tel : 0041 79 222 2323

FOLLOW ME

Facebook: https://www.facebook.com/drbrc.official/

Twitter: https://twitter.com/drbrcofficial

Bitchute: https://www.bitchute.com/channel/drbiswarooproychowdhury/

Instagram: https://www.instagram.com/dr.biswarooproychowdhury/

Telegram: https://t.me/drbiswarooproychowdhury

Email: biswaroop@biswaroop.com

Website: www.biswaroop.com

प्रकाशक:

डायमंड पॉकेट बुक्स (प्रा.) लि.

X-30 ओखला इंडस्ट्रियल एरिया, फेज–II

फोन: 011-40712100 ई-मेल: sales@dpb.in वेबसाइट: www.diamondbook.in

---

कोविड–19 षड्यन्त्र से समाधान तक – डॉ. बिस्वरूप राय चौधरी

निरीक्षण से जुड़े अध्ययन
(सभी प्रमाण पुस्तक में दिए गए हैं)

(14 जुलाई, 2020 तक पहले 5000 मरीज)

5000 से अधिक ILI/Covid-19 के रोगियों को सफलतापूर्वक ठीक करने के बाद हमारा निष्कर्ष:

1) SARS-CoV2 का संक्रमण रेट (rate of transmission) सामान्य सर्दी–जुकाम के बराबर है।

2) Covid-19 की मृत्यु दर (mortality rate) की तुलना सीजनल फ्लू से की जा सकती है।

3) Social distancing को यदि फॉलो न किया जाए तो दोबारा संक्रमण (यदि लक्षणों को देखा जाये न कि टेस्ट को) की संभावना आश्चर्यजनक रूप से 2% से भी कम है।

4) थ्री स्टेप फ्लू डाइट को शुरू करने के 24 घंटों के अंदर 90% मरीजों का बुखार $100^{0}F$ से नीचे आ जाता है।

5) थ्री स्टेप फ्लू डाइट को शुरू करने के 48 घंटों के अंदर 60% मरीज Covid-19 test में negetive पाए जाते हैं।

6) थ्री स्टेप फ्लू डाइट को शुरू करने के 72 घंटों के अंदर :

(i) 80% मरीजों के सभी लक्षणों का निदान हो गया।

(ii) 75% मरीज कोविड -19 जांच में नेगेटिव पाए गए।

7) थ्री स्टेप फ्लू डाइट का तीन दिन तक पालन करने के बाद D.I.P Diet को शुरू करने पर:

(i) 95% मरीज 7 दिन में ठीक हो गए।

(ii) 100% मरीज 14 दिन में बिलकुल ठीक हो गए।

8) ILI/Covid-19 से ग्रस्त अत्यधिक बीमार मरीजों को केवल घर

में रहकर बिना दवाइयों (zero medicines) / बिना ऑक्सीजन सिलिंडर के बिलकुल ठीक किया जा सकता है। यहाँ पर अत्यधिक बीमार का मतलब है:

(i) बुखार $\geq 104^0$F

(ii) $SpO_2 \leq 75\%$

(iii) Acute Respiratory Distress Syndrome (ARDS)

9) 95% से ज्यादा मरीज और उनके परिवार वालों में Covid-19 के लक्षणों / शारीरिक व्यथा की वजह से नहीं अपितु फोबिया अर्थात डर और फियर साइकोसिस (fear psychosis) अर्थात मनोविकृति की वजह से आतंक है।

50,000 से अधिक रोगियों को ठीक करने के बाद हमारा निष्कर्ष (30 सितंबर, 2020 तक)

प्रश्न-1: कोविड-19 किसी दूसरे फ्लू से कहीं अधिक भयंकर और घातक कैसे है?

उत्तर : यह किसी भी दूसरे फ्लू जैसा ही है। उससे भयंकर या घातक नहीं है।

प्रश्न-2: क्या कोई कोविड-19 रोगियों और सामान्य फ्लू रोगियों के बीच कोई अंतर कर सकता है? यदि हाँ, तो इनमें क्या अंतर होता है?

उत्तर : कोविड-19 के लक्षण किसी भी दूसरे फ्लू जैसे ही होते हैं और इनके लक्षणों में बिलकुल भी अंतर नहीं होता।

प्रश्न-3: किसी भी सोशल डिस्टेंसिंग का पालन किए बिना या मास्क लगाए बिना भी सड़कों पर जानवर और भिखारी दिखाई देते हैं। इनके बीच कोविड-19 से होने वाली मौतें रिपोर्ट क्यों नहीं हुईं?

उत्तर : जब हमारे रोगी हमारे इलाज के प्रोटोकॉल पर थे, तो वे अपने घरों में थे, उस दौरान उन्होंने किसी सोशल डिस्टेंसिंग का पालन नहीं किया और न ही संक्रमण के भय से दूसरे सदस्यों के साथ मास्क आदि लगाया। फिर भी केवल 2 प्रतिशत पारिवारिक सदस्यों ने फ्लू के हल्के लक्षणों को रिपोर्ट किया जो कि बिना किसी मध्यस्थता के स्वयं ही ठीक भी हो गए। इस तरह हम निष्कर्ष निकाल सकते हैं कि कोविड-19 उतना संक्रमण नहीं फैलाता, जितना इसका प्रचार किया गया है या इसे दिखाया गया है। इसकी संक्रमण दर, किसी भी अन्य फ्लू जितनी ही है।

प्रश्न-4: अब तक, दुनिया भर में बच्चों के अधिकतर स्कूल खोले जा चुके हैं, स्कूलों के खुलने के बाद बच्चों में कोई प्रमुख

कोरोना विस्फोट या फिर बच्चों में कोविड-19 से होने वाली मौतों की रिपोर्ट सामने क्यों नहीं आई?

उत्तर : हमारे रोगियों में केवल 2 प्रतिशत बच्चे शामिल थे और उनमें से 96 प्रतिशत से अधिक बाल रोगी, इलाज के पहले 72 घंटों के भीतर अपने रोग से मुक्त होने में सफल रहे। हमारा निष्कर्ष यह है कि बच्चों में कोविड-19 का इलाज करने की जरूरत नहीं है क्योंकि इनमें बहुत ही हल्के लक्षण दिखाई देते हैं जो स्वयं ही ठीक हो जाते हैं। इनकी ओर से वायरस का संक्रमण भी बहुत ही दुर्लभ है।

डॉ. बिस्वरूप राय चौधरी द्वारा एन.आई.सी.ई (N.I.C.E) का उपक्रम

एन.आई.सी.ई मेडिकल एडवाइजरी बोर्ड

1. डॉ. अमर सिंह आजाद (एमबीबीएस, एमडी)
2. डॉ. नीलेश चिंतामणि पाटिल (एमबीबीएस ऑर्थोपेडिक सर्जन)
3. डॉ. के. बी. तुमाने (छाती विशेषज्ञ – एमबीबीएस)
4. डॉ. विमल कुमार मोदी (एमबीबीएस, एमडी)
5. डॉ. सतीश मल्होत्रा (एमबीबीएस, एमडी, सर्जन)
6. डॉ. एल. बी. सिंह चौहान (नेत्र विशेषज्ञ)
7. डॉ. संदीप शर्मा (एमबीबीएस)
8. डॉ. तरुण कोठारी (एमबीबीएस, एमडी)
9. डॉ. शुभम शुक्ला (एमबीबीएस, एमडी)
10. डॉ. मैथ्यू एंथनी पुथुपरंपिल (एमडी)
11. बी. एन. पांडे (एमबीबीएस, एमडी)
12. डॉ. लवलीन (एमबीबीएस, एमडी)
13. डॉ. मोनिका सोढे (बीएएमएस, एमडी)
14. डॉ. पल्लवी नीलेश पाटिल (एमबीबीएस, डीएमआरई)
15. डॉ. हरीश शर्मा (बीएएमएस)
16. डॉ. राहुल कुमार वैद्य (बीएएमएस)
17. डॉ. महेंद्र कोसरिया (बीएएमएस)
18. डॉ. आजाद अहमद खान (बीएएमएस)
19. डॉ. प्रदीप महादेव केलकर (बीएएमएस)
20. डॉ. नवनीत कौर (बीएएमएस)
21. डॉ. पंकज पाटीदार (बीएएमएस, सीआरएवी)
22. डॉ. मनोज वारवारे (बीएएमएस)
23. डॉ. अमरजीत सिंह मान (बीएएमएस)
24. डॉ. श्याम नारायण पांडे (एम. एससी, पी एचडी (जेनेरिक केयर), एन डी, एफएसएनआर)
25. डॉ. इंदुपीत कौर (बीडीएस)

26. डॉ. धर्मेश ठक्कर (बीडीएस)

27. डॉ. जसवीर कौर (बीडीएस)

28. डॉ. अशोक सिंघल (एम.डी. आयुर्वेदिक मेडिसिन)

29. डॉ. राजकुमार (बीएसएमएस)

30. डॉ. स्मिता नटवरलाल वानर (बीएनवाईएस)

31. डॉ. हरीश कुमार यादव (बीएनवाईएस)

32. डॉ. अरुण शर्मा (एमआईईएनटी, एनटी)

33. डॉ. बिजेंद्र आर्य (सीनियर नैचुरोपैथ, 50 वर्ष अनुभव)

34. डॉ. एन. के. शर्मा (सीनियर नैचुरोपैथी डॉक्टर, 42 वर्ष अनुभव, एनडी, पी एचडी, रेकी हीलिंग मास्टर)

35. डॉ. ओम प्रकाश आनंद (सीनियर नैचुरोपैथ डॉक्टर, 50 वर्ष अनुभव)

36. डॉ. मनोहर लाल सोनी (नैचुरोपैथी व योगा डॉक्टर, रेकी प्रथम व द्वितीय डिग्री)

37. आचार्य मोहन गुप्ता (पीजी इन नैचुरोपैथी)

38. आचार्य राजेंद्र अटल (सीनियर नैचुरोपैथी डॉक्टर, 40 वर्ष अनुभव)

39. डॉ. ब्रज भूषण गोयल (नैचुरोपैथ)

40. डॉ. अजय तिवारी (होम्योपैथी में डिप्लोमा)

41. योग आचार्य सूरज प्रकाश (योग आचार्य)

42. डॉ. अंतिम कुमार जैन (योग में पीएच.डी, योग में एम एससी, एमडी [ईएच])

43. डॉ. प्रमोद बाजपेयी (आयुर्वेद स्नातक शास्त्री एनडीडीवाई)

44. डॉ. चिदंबरम अलेटी (एडी. डी. एसीयू, एनडीडीवाई डायरेक्टर सीआईएएन)

45. डॉ. पी. एल. के. दुर्गा (एडी. डी. एसीयू, एनडीडीवाई)

46. डॉ. सुधाकर (एडी. डी. एसीयू, बीईएमएस, एमडी (ईएच) एनडीडीवाई)

47. डॉ. जैकब वड़क्कनचेरी (डीएनवाईएस, माननीय प्रोफेसर, शोभित यूनिवर्सिटी)

48. रेहास हबीब (बायोकेमिस्ट)

49. डॉ. हेमा गुप्ता (पीएच.डी सायकॉलोजी – काउंसलिंग सायकॉलोजिस्ट)

50. डॉ. माधब नायक (एमबीबीएस, एमडी)

51. डॉ. रजनी एंगू (एमबीबीएस / एमडी)

52. डॉ. अतुल रमेश नरखेड़ा (बीएचएमएस)

53. डॉ. सीमा अरोड़ा (एमबीबीएस)

54. डॉ. पंकज चौधरी (बीएचएमएस)

55. डॉ. निधि जैन (बीएचएमएस)

56. डॉ. मनोज कुमार शर्मा (बीएचएमएस)

57. डॉ. रीना ठाकुर (बीडीएस)

58. डॉ. शेख इकरा आयाज़ (बीएएमएस)

59. डॉ. शेख वारिशा नसीम (बीयूएमएस)

60. डॉ. विशाल सिंह चौहान (बीएचएमएस, एमडी)

61. डॉ. परमानंद पाटिल (बीएचएमएस)

62. डॉ. प्रवीन कुमार (पूर्व आईएएस, सीनियर होमियोपैथ)

63. आदर्श नारायण प्रधान (फिज़ियोलोजिस्ट / कोड ब्लू ट्रेनर / डायबिटिक एड्यूकेटर)

64. डॉ. मसूद अहमद खान (होमियोपैथिक डॉक्टर)

65. डॉ. अभिषेक सिंह (बीएचएमएस)

66. डॉ. अज़रूद्दीन अहमद (बीयूएमएस)

67. डॉ. अखिलेश साहु – डॉक्टर (एमपीटी, एमएस), पीएचडी (प्राकृतिक विज्ञान एवं औषधी)

68. डॉ. गौतम पॉल (डीबीएमएस)

69. डॉ. मधाब नायक (एमबीबीएस, एमडी)

70. डॉ. राज भगत (बीडीएस / पीजीडीसीसी / डायबिटिक एड्यूकेटर)

71. डॉ. शिवम् बाथरी (बीएएमएस)

72. डॉ. विशाल सिहं चौहान (बीएचएमएस, एमडी)

73. डॉ. मनोज कुमार शर्मा (बीएचएमएस – होमियोपैथ)

74. डॉ. रश्मी एम पाटिल (बीएएमएस)

75. डॉ. लोकेश जोशी (बीएएमएस)

76. डॉ. प्रदीप कुमार धीमन (बीएचएमएस)

77. डॉ. हेमशंकर साहु (बीएचएमएस)

78. डॉ. श्याम सुन्दर (एमबीबीएस, एमडी)

79. डॉ. सीमा अरोड़ा (एमबीबीएस, एमडी)

80. डॉ. करनराज सन्दीप देशमुख (बीएचएमएस)

81. डॉ. रजनी एंगु (एमबीबीएस, एमडी)

82. डॉ. अनु श्रीया दास (बीएएमएस)

83. डॉ. अर्चना सत्यम् (एमबीबीएस)

84. डॉ. सुभाष जैन (वरिष्ठ प्राकृतिक चिकित्सक)

85. डॉ. बिजेन्द्र सिंह सागर (एनडीडीवाई, वरिष्ठ प्राकृतिक चिकित्सक)

86. डॉ. अनुराग कपिल (वरिष्ठ प्राकृतिक चिकित्सक)

87. डॉ. सन्दीप हुडा (एनडीडीवाई, एलएमएनटी, पीजीडीवाई, बीईडी, एमपीएचडब्लु, आयुर्वेदिक पंचकर्मा तकनीशियन

88. डॉ. सुजाता आर्य (एनडीडीवाई, एमए योगा)

89. डॉ. राजकुमार (बीएसएमएस)

90. डॉ. गोरख नाथ (बीएचएमएस)

91. डॉ. विजाता आर्य (एनडीडीवाई, वरिष्ठ प्राकृतिक चिकित्सक)

92. डॉ. ताज़िमुद्दीन अहमद (बीएमबीएस, स्नातक – चिकित्सा एवं जीव विज्ञान)

93. डॉ. सुनील मारूति चमन (बीएनवाईएस)

94. डॉ. यशिका अरोड़ा (बीएचएमएस एमडी होम स्कॉलर)

95. डॉ. राजीव चौबे (बीएचएमएस)

96. डॉ. रन्जीत सात्रे (बीएचएमएस)

97. डॉ. सुमित हरिमकर (बीएएमएस)

98. डॉ. एस. सुनीथा (एमबीबीएस डीएमआरडी रेडियोलोजिस्ट)

99. डॉ. राजीव कुमार (बीडीएस)

100. डॉ. प्रशांत शर्मा (बीएएमएस, एमडी, आयुर्वेद स्कॉलर)

101. डॉ. सुशील सिंह भदौरिया (बीएचएमएस)

102. डॉ. अरविन्द भारद्वाज (एमबीबीएस, पीजीडीएमसीएच)

103. डॉ. विरेन्द्र सिंह भाटी (पीएचडी-गणित, प्राकृतिक विज्ञान एक्सपर्ट)

104. डॉ. हाफ्सा (बीयूएमएस)

105. डॉ. भुपेन्द्र घाडीया (डीएचएमएस)

106. डॉ. निशा छिद्रावर (एमबीबीएस)

107. डॉ. मदन लाल (औषधी एवं प्राकृतिक विज्ञान में पीएचडी)
108. डॉ. रेणु दीक्षित
109. डॉ. निखिल खेरनार (बीएएमएस)
110. डॉ. प्रकाश सिहं (बीएएमएस)
111. डॉ. के. राजेश कुमार (बीएचएमएस)

एन.आई.सी.ई सलाहकार बोर्ड

- योगेश मित्तल
- आशुतोष मित्तल
- महेश कौशिक
- डॉ. के. बी. तुमाने
- डॉ. अमर सिंह आजाद
- डॉ. प्रवीन कुमार
- डॉ. तरुण कोठारी
- डॉ. निलेश सी पाटिल
- विरेन्द्र सिंह
- विकास पाटनी

- स्वामी संवित् सोमगिरी जी महाराज
- अवधूत विष्णु विनादोम् महाराज
- मुनि श्री निर्मोह सुंदर विजय
- अशोक पटेल
- संजय बोरा
- विजय यादव
- दीप पुंजवानी
- रेबल श्रद्धानन्द पति
- सत्य प्रकाश
- भूषन चौहान

समर्पण

मेरी प्यारी बिटिया आइवी
प्रिय पत्नी नीरजा
और
स्नेही माता-पिता
श्री बिकाश रॉय चौधरी
श्रीमती लीला रॉय चौधरी

विषय वस्तु

- निरीक्षण से जुड़े अध्ययन
- 50,000 से अधिक रोगियों को ठीक करने के बाद हमारा निष्कर्ष (30 सितंबर, 2020 तक)

भाग-1

भाग-2

भाग–1

Covid-19 के रहस्य का समाधान

(14 जुलाई, 2020 तक पहले 5000 मरीज)

मेरे पास 5000 से अधिक रोगियों के इलाज और इलाज के दुर्लभ विशेषाधिकार हैं, वह भी 5 जून, 2020 से 14 जुलाई, 2020 के बीच जिस समय महामारी अपने उच्च शिखर पर थी। यह सब देश में चारों तरफ फैले मेरे 200 से ज्यादा इनफ्लूएंजा विशेषज्ञों के कारण संभव हो पाया है (और कुछ देश के बाहर भी)।

हमने बगैर दवा और शून्य प्रतिशत मृत्यु दर के साथ शत-प्रतिशत रिजल्ट प्राप्त किया, 80% से ज्यादा मरीजों के लक्षण three step flu diet अनुकरण करने से 72 घण्टे में समाप्त हो गए तथा 75% मरीजों का दूसरी बार RT-PCR टेस्ट किट जाँच में SARS CoV-2 नेगेटिव पाया गया।

WHO के दवा प्रोटोकॉल के साथ Covid-19 के रोगियों का उपचार करने वाले रूढ़िवादी डॉक्टरों को उपरोक्त परिणाम आश्चर्यजनक और बढ़ा-चढ़ाकर पेश करने वाले लग सकते हैं, क्योंकि उन्हें अस्पताल से औसतन 14 दिन में रिहा होने की दर 3-4% मृत्यु दर दिखाई देती है, परन्तु मेरे लिए, रहस्य कुछ और था।

5000+ में से CDC के द्वारा परिभाषित इनफ्लूएंजा जैसे रोगों के लक्षणों वाले लगभग 1000 मरीज हमारे पास आए जो कि RT-PCR रिपोर्ट के द्वारा SARS CoV-2 पोजिटिव थे तथा बाकी लोग बगैर RT-PCR टेस्ट कराए हमारे पास आए। इसका मतलब इनफ्लूएंजा जैसी बीमारी से पीड़ित 5000 मरीजों में से 1000 Covid-19 के मरीज थे तथा बाकी 4000 non Covid-19 ILI मरीज थे।

यदि हम ICMR[1] (Indian Council of Medical Research) द्वारा मृत्यु प्रमाण पत्र जारी करने के दिशा-निर्देशों के अनुसार चलते हैं, यदि कोई व्यक्ति ILI के क्लासिकल लक्षणों से मर जाता है, तो मृत्यु का कारण Covid-19 होगा। यहाँ तक कि अगर मृत्यु के पहले या बाद RT-PCR टेस्ट के द्वारा व्यक्ति SARS CoV-2 नेगेटिव पाया गया तो उसका मतलब, ICMR का मानना है कि ILI के 100% रोगियों मे एक ही कारक एजेंट होता है और वह है SARS CoV-2, हालांकि ICMR के इस सिद्धांत का चिकित्सा साहित्य में कोई प्रमाण नहीं है।

ICMR के द्वारा "मृत्यु प्रमाणपत्र में रिपोर्ट कैसे करें" के निर्देशों के अनुसार, परिभाषित रूप में, मुझे कहना चाहिए कि पिछले 40 दिनों मे, हमने 5000+ Covid-19 मरीज ठीक किए। हालांकि, फ्लू या ILI के लक्षणों के आज तक पहचाने गए कारक एजेंट 200 से अधिक वायरस हो सकते हैं तथा ये बैक्टीरिया, फंगस और यहां तक कि गैर-परजीवी कारण सहित अन्य रोगजनकों का कारण हो सकते हैं जिनमें दवाओं के दुष्प्रभाव आदि शामिल हैं।

इन 5000+ रोगियों का इलाज करते समय मेरे लिए रहस्य ये था कि मैं मरीजों में कोरोना पोजिटिव की स्थिति में कोई विशेष अन्तर नहीं कर सका जो उनके लिए अद्वितीय है (उनमें से बहुत से लोग SARS CoV-2 के अलावा अन्य वायरस के वाहक हो सकते हैं)।

मेरा प्रथम निष्कर्ष...

लक्षणों के अनुसार, Covid-19 मरीज निमोनिया/ ILI रोगियों के समान हैं जिनके पास कोई विशिष्ट संकेत या आरोग्य प्राप्ति का तरीका नहीं है।

मैं Covid-19 नामक पहेली को हल करने के बजाए उसके रहस्य को उजागर करने के लिए, दुनिया के अधिकांश अखबारों के शीर्षकों के साथ आपको जनवरी, 2020 के पहले सप्ताह (4-7 जनवरी के बीच)

की ओर लेकर चलता हूँ। चीनी अधिकारियों[2] का कहना है "वुहान के रहस्यमयी निमोनिया मामले के कारण अभी भी अज्ञात हैं।" 5 जनवरी, 2020 को WHO के द्वारा उनकी वेबसाइट[3] पर भी इसे स्वीकार किया गया।

3 जनवरी, 2020[4] को WHO के अनुसार चीन के राष्ट्रीय अधिकारियों द्वारा अज्ञात etiology के निमोनिया वाले कुल 44 रोगियों की रिपोर्ट की गई थी।

यह जानते हुए कि प्रत्येक वर्ष 2.5 मिलियन[5] से अधिक लोग निमोनिया के कारण मर जाते हैं और लगभग 450 मिलियन आबादी निमोनिया या ILI से पीड़ित होती है, पेचीदा सवाल यह है कि स्वास्थ्य अधिकारियों ने अज्ञात etiology (हेतुविज्ञान) के साथ निमोनिया के रूप में 44 रोगियों की सूचना दी। उन्होंने इनकी पहचान किस आधार पर की। आइए निम्न तथ्यों पर नज़र डालते हैं...

1. 60% से अधिक ILI में, किसी भी वायरस का पता नहीं लगाया जा सका।[6]

2. निमोनिया के 20% से अधिक मामलों में, कोई भी प्रेरक वाहक का पता नहीं लगाया जा सका।[7]

मेरा तर्क

1. आपके पड़ोस सहित दुनिया भर में, ILI के प्रत्येक 10 रोगियों में (लाक्षणिक रूप से) कम से कम 6 को ILI के लिए ज्ञात किसी भी वायरस से नहीं पहचाना जाएगा।

2. निमोनिया के प्रत्येक 10 रोगियों के लिए, कम से कम दो को किसी अज्ञात कारक एजेंट के साथ नहीं पहचाना जाएगा।

इसका अर्थ यह है कि ILI वाले 60% से अधिक रोगियों को अज्ञात etiology के साथ ILI रोगी कहा जा सकता है और 20% को अज्ञात

कारण या etiology के साथ निमोनिया पेशेंट या उनमें से 20% को रहस्यमयी निमोनिया रोगी कहा जा सकता है।

यहाँ, मुझे आपको यह ध्यान दिलाना होगा कि लक्षणों के आधार पर, Covid-19 रोगियों में कोई अनोखी विशेषता या संकेत या पैटर्न नहीं दिखते हैं जो न्यूमोनिया/ ILI से अलग हों... तथा इसके साथ ही निमोनिया के सभी ज्ञात कारणों का भी पता लगाना संभव नहीं है। निमोनिया का कारण बनने वाले हजारों अन्य एजेंट हैं। नैदानिक रूप से (Diagnostically) विज्ञान के लिए सबसे अच्छा उपलब्ध उपकरण PCR Test है (जिसे सोने के मानक के तुल्य माना जाता है) परंतु यह High false positive के साथ होगा। यानी जब मनुष्यों के लिए ज्ञात 200 से अधिक वायरस का PCR टेस्ट किया जाएगा, तो ILI/ निमोनिया के प्रेरक एजेंट होने के लिए, सांख्यिकीय रूप से (औसतन) यह 200 में से कम से कम दो वायरस के लिए दिखाएगा, यहाँ तक कि 200 वायरसों के अभाव में भी PCR टेस्ट की विशिष्टता 99%[8] से अधिक नहीं हो सकती है, जो दो वायरस को एक प्रेरक एजेंट के रूप में दिखाता है, भले ही उनमें से कोई भी वायरस मौजूद न हो।

अब वस्तुत: यह जानने का कोई साधन नहीं है कि परीक्षण TRUE Positive है या FALSE Positive है।

विशेष रूप से, Positive Result एक विशेष रोगी के लिए (भले ही यह FALSE Positive हो) ILI के प्रेरक एजेंट के रूप में स्वीकार किया जा सकता है।

इसलिए, सवाल यह है कि 44 रोगियों में निमोनिया के प्रेरक एजेंट Unknown etiology के निर्णय का आधार क्या था? मैंने लिंक पर WHO की वेबसाइट को देखने का प्रयास किया (आगे बॉक्स देखें) लेकिन Link मौजूद नहीं है।

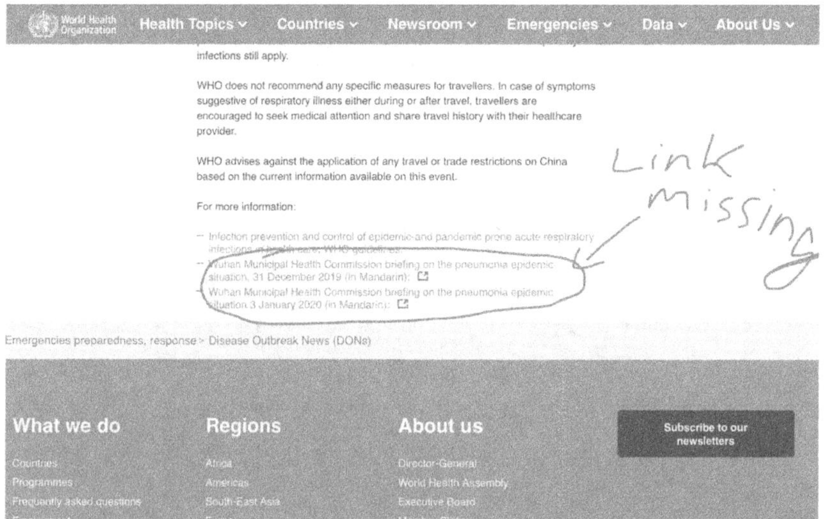

चूंकि WHO और चीन के स्वास्थ्य अधिकारियों ने यह साबित करने के लिए कोई डेटा या सबूत नहीं दिया है, वे निमोनिया के सभी ज्ञात कारणों की संभावना को SARS CoV-2 कैसे बता सकते हैं? वे इस निष्कर्ष पर कैसे पहुँचे कि उन 44 रोगियों में निमोनिया SARS CoV-2 का प्रेरक एजेंट हो सकता है, भले ही यह प्रेरक एजेंट है, यह मनुष्य के लिए एक नया वायरस नहीं हो सकता है, बल्कि उन 20% रोगियों में निमोनिया का एक प्रेरक एजेंट हो सकता है, जिनके लिए प्रेरक एजेंट पहले पता नहीं चला।

सरल भाषा में, SARS CoV-2 लम्बे समय से ILI/Pneumonia पैदा कर रहा है, लेकिन अब हम वायरस का पता लगाने के लिए एक विधि तैयार कर रहे हैं।

मेरा निष्कर्ष

मेरे 5000+ रोगियों और उपरोक्त सबूतों के साथ इलाज करने के अनुभव के आधार पर, हम यह निष्कर्ष निकाल सकते हैं कि SARS CoV-2 एक नया वायरस नहीं है, जिससे कोई अनोखी बीमारी / लक्षण

हों, विशेषकर तब जब WHO या चीन से इसे नया वायरस साबित करने के लिए कोई सबूत नहीं दिया गया है।

इसलिए, महामारी की घोषणा तकनीकी रूप से गलत है क्योंकि परिभाषा[9] के अनुसार महामारी का मतलब दुनिया भर में एक नई बीमारी का प्रसार है। अगर हम भारत के "महामारी अधिनियम 1897" की बात करें, जो कि भारत सरकार द्वारा लागू किया गया है, असंवैधानिक और WHO की परिभाषा[10] से अलग है, क्योंकि महामारी का मतलब सामान्य प्रत्याशा से अधिक एक बीमारी की घटना है। भारत में निमोनिया के कारण प्रत्येक वर्ष 1.5 लाख मृत्यु होती हैं और 13 जुलाई, 2020 तक Covid-19 के कारण होने वाली मृत्यु 22000 हैं, जोकि एक वास्तविक कोरोना मृत्यु नहीं है, बल्कि मृत्यु SARS CoV-2 के साथ एक experimental medical प्रक्रिया और co-morbid शर्तों के कारण है। (जैसा कि आगे के अध्यायों में बताया गया है)

हमें याद करना चाहिए कि महामारी की घोषणा लॉकडाउन और Social distancing का आधार मार्च, 2020 के महीने में WHO द्वारा की गई भविष्यवाणी[11] थी।

भविष्यवाणी नम्बर 1
दुनिया के लिए भविष्यवाणी

अगर लॉकडाउन या Social distancing या अन्य निवारक उपाय नहीं किए गए, तो दुनिया भर में लगभग 4 करोड़ लोग मर जाएंगे और अगर सभी रोकथाम और लॉकडाउन जैसे उपायों का पालन किया जाता है, तब भी अगले कुछ महीनों में दुनिया भर में 2 करोड़ लोग मर जाएंगे।

भविष्यवाणी नम्बर 2
भारत के लिए भविष्यवाणी

अगर लॉकडाउन या Social distancing या अन्य निवारक उपाय नहीं किए गए, तो 60,96,359 लोगों की मृत्यु हो जाएगी और यदि

लॉकडाउन या Social distancing के सभी WHO दिशानिर्देशों का पालन किया गया, तो Covid-19 के कारण अगले कुछ महीनों में लगभग 23,75,803 लोग मारे जाएंगे।

अब ICMR द्वारा Serology सर्वेक्षण के साथ, यह स्थापित किया गया है कि Covid-19 का Case fatality rate (CFR) 0.08%[12] है, जो कि मौसमी फ्लू से कम है और ट्रांसमिशन (RO) की दर 1.15[13] है जो कि साधारण जुकाम-बुखार से कम है, जिसका अर्थ है कि Covid-19 न तो घातक है और न ही संक्रामक है जैसा कि भविष्यवाणी और अनुमान लगाया गया है।

सौभाग्य से, लो सीएफआर और आरओ के साथ दुनिया भर में और भारत मे भी मृत्यु का आंकड़ा WHO की भविष्यवाणी के निकट नहीं है।

इसलिए सब कुछ सामान्य करने के लिए, हमें अपने जीवन से तीन शब्दों को मिटाना होगा:

1. यह कोई रहस्यमय वायरस नहीं है,

2. No Epidemic

3. No Pandemic (यह कोई महामारी नहीं है)

बार-बार मीडिया और Phone Caller Tune के माध्यम से, आपको यह विश्वास दिलाया जाता है कि यह एक रहस्यमयी घातक वायरस है जो बड़ी संख्या में मृत्यु का कारण बनता है लेकिन कोई सहयोगी प्रमाण नहीं है।

संदर्भ

इस अध्याय से संबंधित **video and references** के लिए
www.biswaroop.com/nicebook लिंक पर जाएँ

कोरोना से इतनी मौतें क्यों? तीन चरणों में उत्तर

Covid-19 का इलाज कैसे करें?

(5 जून, 2020 को N.I.C.E. Launch पर दिए गए व्याख्यान के आधार पर)

कोई व्यक्ति एक योद्धा कैसे बन सकता है? इसके लिए, मैं पिछले दो महीनों से N.I.C.E. के नाम से एक रूपरेखा बना रहा था और ये विश्व पर्यावरण दिवस के अवसर पर 5 जून, 2020 को शाम 5 बजे लाँच की गई। यह पूरे देश में फैले प्रशिक्षित लोगों का एक नेटवर्क है और इसकी स्थापना के बाद से, यदि किसी व्यक्ति में ILI/फ्लू (मैं इसे कोरोना नहीं कहता) के लक्षण हैं, तो उस व्यक्ति की पूरी तरह से मुफ्त में देखभाल की जा रही है। जब तक व्यक्ति पूरी तरह से ठीक नहीं हो जाता है, तब तक वह हमारी सहायता प्रणाली के अधीन रहता है।

आइए, हम पहले पूरे खेल के बारे में बात कर लेते हैं। प्रत्येक व्यक्ति इस बात से हैरान है कि आखिर इतनी मौतें क्यों हो रही हैं? ब्राजील, स्पेन, इटली और यू.एस.ए. में इतने लोग क्यों मर रहे हैं? भारत में कोरोना केस क्यों बढ़ रहे हैं? प्रतिदिन इतने नए केस क्यों सामने आ रहे हैं? लगता है कुछ तो गड़बड़ है। मैं शुरू से समझाता हूँ। मैं जो भी आपको बता रहा हूँ वह पूरी तरह से प्रमाणित है।

आइए, समझते हैं कि कैसे कोरोना मरीज को तीन चरणों में मारा जाता है?

पहला चरण

जैसे ही आप घर के बाहर निकलते हैं (असल में कुछ लोग घर पर भी), तो आप यह सोचकर फेस मास्क लगाते हैं कि आप सुरक्षित हैं। दरअसल होता यह है, जैसे एक पत्रिका[14] में बताया गया है, कि एक घण्टे में हम औसतन 23 बार मास्क को छूते हैं।

मास्क को ठीक/ करने के लिए एक घण्टे में उसे औसतन 23 बार छुआ जाता है। आप मास्क लगाकर सब्ज़ियों को खरीदने के लिए एक दुकान पर जाते हैं। जब आप विक्रेता से दामों की पूछताछ कर रहे होते हैं तो आप लगातार मास्क ठीक करते हैं। अंत में, आप एक फल उठाते हैं, मान लीजिए आपने एक आम उठाया जिसमें कोई दाग नहीं था, फिर आप एक और आम उठाते हैं; इसी तरह जब आप आमों को छाँट रहे होते हैं, तो आपका हाथ बार-बार मास्क पर जाता है, क्योंकि आपके लिए बोलना मुश्किल हो रहा है और आप घुटन महसूस कर रहे हैं।

मैं आपको जो समझाने की कोशिश कर रहा हूँ, वह एक महत्त्वपूर्ण बात है। आपके मुँह में केवल कोरोना वायरस नहीं है; बल्कि आपके मुँह में कई प्रकार के वायरस हैं। कोरोना के फैलने से पहले जब आप छींकने या खाँसने पर मास्क का उपयोग नहीं कर रहे थे, तो आपके मुँह के बैक्टीरिया और वायरस वायुमंडल में चले जाते थे और ताजी हवा और धूप के कारण मारे जाते थे। अब, जब आप मास्क पहन रहे हैं, तो आप उन जीवाणुओं और विषाणुओं को मरने ही नहीं दे रहे हैं, क्योंकि वहाँ ताजी हवा और धूप नहीं है; असल में आप उन्हें अपने मास्क में जमा कर रहे हैं।

फेस मास्क सभी प्रकार के वायरस (कोरोना वायरस सहित) के जमाव/ संग्रह का कारण बनता है और मास्क का लगातार स्पर्श वायरस के संचरण में वृद्धि का कारण है जिसका अर्थ है अधिक बीमारी और अधिक मौतें।

यहाँ पहला कदम यह है कि एक स्वस्थ मनुष्य ताज़ी हवा और धूप से दूर घर पर बैठा है; जहाँ कोई शारीरिक गतिविधि नहीं है। इस कोरोना महामारी में बहुत से लोग अपनी नौकरी खो चुके हैं, इसलिए वे चिंतित हैं; बच्चे स्कूल नहीं जा पा रहे इसलिए वे भी चिंतित हैं; यह सब घर में कलह का कारण बन रहा है। परिणामस्वरूप, हमारी प्रतिरक्षा (Immunity) कम हो रही है और जो भी प्रतिरक्षा हमारे पास बची होती है, वह मास्क के कारण नष्ट हो जाती है। चूंकि आप लगातार मास्क को ठीक कर रहे हैं, और आम को छू रहे हैं (जिसको अन्तत: आपने नहीं खरीदा क्योंकि आपको पसंद नहीं आया), अनजाने में आप अपने वायरस को आमों पर छोड़ देते हैं। इसके बाद एक और स्वस्थ व्यक्ति दुकान पर आता है और उन आमों को खरीदता है, जिसके कारण आपका वायरस उसके घर तक पहुँच जाता है।

(जरूरी नहीं कि वह कोरोना वायरस ही हो, यह कोई भी वायरस हो सकता है)।

इसकी जांच के लिए मैंने सभी Medical Research paper खोजे कि मास्क वायरस, ILI व Common Cold से बचाता है या नहीं, मैं तीन शोध पत्र प्राप्त करने में सफल रहा जो मास्क के उपयोग से संबंधित थे। एक शोध पत्र ने मास्क को एक घण्टे में 23 बार छूने की बात कही। अन्य पेपर[15] का शोध इस बारे में था कि मास्क का उपयोग संक्रमण को कम करता है या बढ़ाता है? इन सभी शोध पत्रों का निष्कर्ष समान था। यदि आप किसी विशेष वायरस से खुद को बचाने के लिए मास्क का उपयोग करते हैं तो वायरस बढ़ जाएँगे। इसलिए, पहला कदम लोगों को बीमार बनाने और उनकी इम्यूनिटी को कम करने की साजिश है। आप अपनी स्वयं की इम्यूनिटी हैं। इम्यूनिटी को कम करने के लिए, एक व्यक्ति को डराकर घर पर बैठा दो। जितनी बार आप फोन करते हैं, अखबार पढ़ते हैं या समाचार सुनते हैं, आपका डर बढ़ेगा जो कि लगभग 50% तक Immunity को कम करेगा। शेष Immunity को मास्क के उपयोग से कम किया जा रहा है। मैं पूछता हूँ, "आप एक महीने में मास्क कितनी बार धोते हैं?" मुझे पूरा यकीन

है आप इसे बिलकुल नहीं धोते। मास्क में वायरस का संग्रह इम्यूनिटी कम करता है और उसे उसी स्तर पर ला देता है जैसे कि वर्तमान में भारतीय अर्थव्यवस्था।

जिस बिन्दु पर मैं जोर देने की कोशिश कर रहा हूँ, वह यह है कि वायरस, जो अन्यथा ही आपके पास न आता, वो ऐसी परिस्थितियों मे आपके पास आ जाएगा। अगर पहले कभी किसी और का वायरस आपके पास आता था, तो आप सामान्य परिस्थितियों में इसका सामना कर लेते थे क्योंकि आपकी इम्यूनिटी मजबूत थी परंतु इन हालात में अपनी पहले से घटी हुई इम्यूनिटी के साथ आप इसका सामना नहीं कर पाते और बीमार हो जाते हैं।

दूसरा चरण

जब भी वायरस आपके शरीर में प्रवेश करता है (मास्क के उपयोग के कारण), यह काफी स्पष्ट है कि रोगी को सर्दी, खांसी, बुखार या कुछ अन्य लक्षण होंगे। ऐसे मामले में व्यक्ति क्या करेगा? वह अस्पताल जाएगा क्योंकि यदि वह बुखार को कम करने के लिए दवा खरीदने कैमिस्ट के पास जाता है, तो उसे दवा नहीं दी जाएगी; बल्कि उसे अस्पताल जाने की सलाह दी जाएगी। यदि आप अस्पताल जाते हैं तो आपको कोरोना टेस्ट से गुजरना होगा और यह सबसे अधिक संभावना है, रिपोर्ट Positive होगी। क्यों? इसकी चर्चा बाद में की जाएगी। कोरोना पॉजिटिव होने के बाद जो होता है, वह दूसरा चरण है।

जब आप अस्पताल पहुँचते हैं, तो वायरस आपके गले या ऊपरी श्वास नलिका में है। याद रखें जब तक Influenza Virus (Corona) ऊपरी श्वसन पथ में है तब तक कोई जटिलता नहीं होगी और न ही व्यक्ति मारा जाएगा। श्वसन इन्फ्लुएंजा वायरस का मतलब है कि यह मुँह या नाक के माध्यम से शरीर में प्रवेश कर सकता है। इस समय आपको ठंड पकड़ लेगी और बुखार आने लगेगा ताकि वायरस शरीर के बाहर निकले, कोरोना वायरस या कोई भी वायरस विघटित होने लगता है,

नष्ट होने लगता है और हमारी प्रतिरक्षा इसे शरीर से बाहर फेंक देती है। आप किसी भी जटिलता या साँस लेने में कठिनाई का अनुभव नहीं करेंगे क्योंकि वायरस ऊपरी श्वसन पथ में है और हम फेफड़ों से साँस लेते हैं। वायरस दो दिनों के बाद ऊपरी श्वसन पथ से नीचे चला जाएगा। यदि इसके हमले को रोकने के लिए कुछ भी नहीं किया जाता है तो धीरे-धीरे, वायरस तीसरे दिन से नीचे जाना शुरू कर देगा। डॉक्टर एंटिबायोटिक्स, एंटी-पायरेटिक, मलेरिया-रोधी और anti-HIV दवाएँ लिखेंगे।

कोरोना वायरस ऊपरी श्वसन पथ (मुँह, नाक, गला) में बिलकुल भी घातक नहीं है और यह समस्या या मृत्यु का कारण नहीं बन सकता है।

मरीज को निम्नलिखित दवाएँ दी जा रही हैं :

1. एंटीबायोटिक्स[16]

2. एंटीपायरेटिक ड्रग्स[17]

3. एंटी वायरल ड्रग्स[18]

4. एंटी-मलेरियल ड्रग्स[19]

जो कि मरीज में वायरस को निचले श्वसन पथ (फेफड़े) में फैलाने का कारण बनता है। 7वें दिन तक, यह साँस लेने में कठिनाई, रोगियों में निमोनिया जैसे लक्षणों और ऑक्सीजन की कमी का कारण हो सकता है।

9 अप्रैल, 2020 का **गल्फ न्यूज़**[20] पढ़ें। यह खाड़ी देशों का प्रतिष्ठित अखबार है, जिसमें मेरा इंटरव्यू प्रकाशित हुआ था। इंटरव्यू में लिखा है:

WHO का प्रोटोकॉल देखें और आप देखेंगे कि ये मलेरिया-रोधी, एंटीबायोटिक्स, एंटी-पायरेटिक्स और यहां तक कि HIV ड्रग्स की दवा का मेल है। आपको वायरल बुखार के इलाज के लिए एंटीबायोटिक्स

की आवश्यक्ता क्यों है? यहाँ तक कि एंटी-पायरेटिक की खुराक भी बहुत अधिक है और यह अक्सर एक घातक संयोजन बन सकता है।"

मेरे कई इंटरव्यूज़ में मैंने संकेत दिया है कि मृत्यु का कारण कोरोना वायरस नहीं है, लेकिन कोरोना वायरस के नाम पर दी जाने वाली दवाएँ जिस प्रकार वायरस को फेफड़ों (Lower Respiratory track) तक पहुँचने के लिए गति प्रदान करती हैं, वे इसकी असली वजह हैं। दवाओं को खाने से प्रतिरोधक शक्ति कम हो जाती है, जिसके परिणामस्वरूप वायरस को फेफड़ों के नीचे जाने का मौका मिलता है। ऊपरी श्वसन पथ से निचले श्वसन पथ में जाने के लिए वायरस की मदद कौन कर रहा है? दवाइयाँ।

मैं यह सब फरवरी, 2020 के महीने से कह रहा हूँ क्योंकि यह सब उस समय वुहान में और अन्य जगहों पर भी फैल रहा था।

जिसका परिणाम क्या हुआ? मेरा यूट्यूब चैनल (YouTube), फेसबुक पेज और ट्विटर अकाउंट डिलीट कर दिया गया।

1 जून, 2020 को WHO ने *The Guardian*[21] में स्वीकार किया कि Covid-19 के लिए एंटीबायोटिक्स के अति प्रयोग से अधिक मौतें होंगी। मैंने 2-3 महीने पहले जो कहा था वह अब WHO के द्वारा स्वीकार किया जा रहा है कि मौतों के बढ़ने का कारण दवाइयाँ हैं। जब इतने लोग अपनी जान गँवा चुके हैं तब WHO यह कह रहा है। आपने देखा होगा कि हाल ही में मलेरिया की दवा पर भी प्रतिबंध लगा दिया गया है क्योंकि WHO ने कहा कि यह मौतों के बढ़ने का कारण है। HIV की दवा को भी उसी कारण अप्रैल की शुरुआत में प्रतिबंधित कर दिया गया था। WHO वह सब क्यों कह रहा है जब इतने लोग अपनी जान गँवा चुके हैं? मेरे जैसा एक आम आदमी भी जानता है कि अगर हम दवाइयाँ लेकर वायरस में हस्तक्षेप करते हैं, तो यह फेफड़ों पर हमला करेगा।

तीसरा चरण

एक बार वायरस फेफड़ों मे पहुँच जाता है, तो alveoli (एल्वीयल्स) में द्रव भर जाता है, जिसके परिणामस्वरूप रोगी को साँस लेने में कठिनाई होने लगती है। ऐसे परिदृश्य में, यदि आप Oximeter (ऑक्सीमीटर) की मदद से ऑक्सीजन के स्तर को मापते हैं, तो यह कभी-कभी 80% से भी कम होगा, जो सामान्य रूप से 99% होता है। जैसे ही यह 90% होता है, डॉक्टर आपको वेंटीलेटर पर जाने की सलाह देंगे- हत्या या मौत का तीसरा चरण।

नीचे दिए गए वेंटीलेटर चित्र को देखें कि मैकेनिकल वेंटीलेटर कितना खतरनाक दिखता है। जबकि मैकेनिकल वेंटीलेटर एक जीवन रक्षक उपकरण है। आपको बता दें कि वेंटीलेटर पर 94% लोग मारे जाते हैं। 6% लोग जो वेंटीलेटर से जिंदा आते हैं, उनमें से आधे 2-3 महीने के भीतर मर जाते हैं और जो 3% जीवित हैं वे एक दयनीय स्थिति में हैं यानी वे अपनी दिन-प्रतिदिन की जरूरतों के लिए दूसरों पर निर्भर हैं। जब कोई व्यक्ति वेंटीलेटर पर होता है, तो वेंटीलेटर फेफड़ों के रूप में कार्य करता है; ऐसे मामले में, मस्तिष्क और फेफड़ों के बीच तालमेल खत्म हो जाता है।

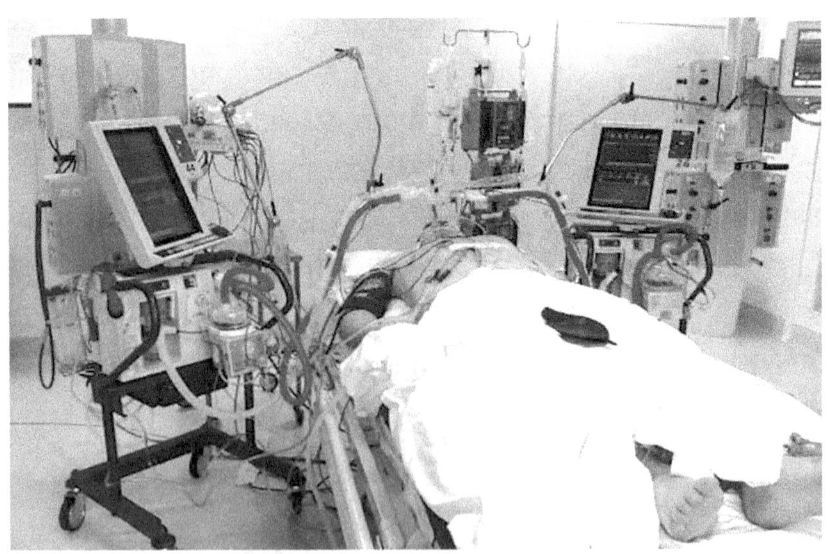

इसके बाद क्या होता है? इसके बाद जब फेफड़े साँस लेते हैं, तो मस्तिष्क इसे पहचान नहीं पाता है और दैनिक गतिविधियाँ जैसे दाँत साफ करना व खाना आदि शरीर द्वारा भुला दिए जाते हैं। व्यक्ति एक जीवित लाश बन कर रह जाता है। मैं जो कहने की कोशिश कर रहा हूँ, वह यह है कि मैकेनिकल वेंटीलेटर मौत का एक व्यापार है; यह मृत्यु की ओर एक यात्रा है। मैंने सबूतों के आधार पर कहा कि वेंटीलेटर[22] पर 94% मौतें होती हैं लेकिन मेरे दोस्त, सलाहकार, N.I.C.E. डॉ. के. बी. तुमाने का कुछ और ही कहना है। वे पूर्व-मुख्य चिकित्सक (उप निदेशक स्वास्थ्य सेवाएँ) नागपुर नगर निगम से हैं, जो पिछले 32 वर्षों से छाती रोगों के विशेषज्ञ हैं और निमोनिया, तपेदिक आदि जैसे फेफड़ों के गंभीर रोगों से पीड़ित रोगियों से जुड़े हुए हैं; डॉ. तुमाने कहते हैं कि अपने लम्बे मेडिकल कैरियर में उन्होंने कभी भी वेंटीलेटर से रोगी को जीवित वापिस आते नहीं देखा, जिसका अर्थ है कि वेंटीलेटर पर 100% मौतें होती हैं। वह जो कह रहे हैं, व्यावहारिक रूप से उनके द्वारा देखा गया है।

इस प्रकार रोगी तीन चरणों में मर जाता है। पहला चरण मास्क द्वारा पूरा हो जाता है। चरण दो को पूरा किया जाता है, जब आप अस्पताल जाते हैं और दवाएँ लेते हैं और चरण तीन में मरीज को वेंटीलेटर पर रखकर पूरा कर दिया जाता है।

पूरी दुनिया में, इतनी सारी मौतें हो रही हैं क्योंकि प्रोटोकॉल एक ही है (सारे तीन चरण – मौत की ओर) यही हाल भारत में भी है। लेकिन भारत में वेंटीलेटर की संख्या कम है इसलिए कुछ लोग भाग्यशाली हैं कि उन्हें अस्पताल में प्रवेश नहीं मिलता है और परिणामस्वरूप, उन्हें वेंटीलेटर नहीं मिलते हैं और भगवान की कृपा से वे डॉक्टर के उपचार के बावजूद मृत्यु से बच जाते हैं।

लोग ब्राजील या USA में बड़ी संख्या में मौतों का कारण पूछते हैं, जब मैं दुनिया भर के डॉक्टरों के अपने नेटवर्क के संपर्क में था (जिनसे मुझे प्रामाणिक जानकारी मिली) तो मैंने निष्कर्ष निकाला कि जो भी

देश उपरोक्त तीन चरणों का अनुसरण करता है (मास्क, चिकित्सा और वेंटीलेटर), वहां मौतों की संख्या अधिक है। वियतनाम जैसे देशों में (जहां मैं पिछले आठ वर्षों से अपना केंद्र चला रहा हूँ) व कम्बोडिया आदि में मरने वालों की कुल संख्या शून्य है; तंजानिया में, छ: करोड़ की कुल आबादी में से 21 मौतें हैं; यहाँ तक की कतर में (जहाँ मेरे बड़ी संख्या में मरीज हैं), प्रोटोकॉल यह है कि लोगों को आराम करने, खुद को हाइड्रेटेड रखने और एक कमरे तक सीमित रखने की सलाह दी जाती है। पूरा शहर या कस्बा या समाज या इमारत quarantine नहीं है।

वहाँ जब भी कोई व्यक्ति कोरोना से पीड़ित होता है, तो उसे अलग-थलग (किसी भी संक्रामक बीमारी के रूप में) किया जाता है और बाकी लोगों का काम चलता रहता है।

जिस बिंदु पर मैं जोर देने की कोशिश कर रहा हूं वह यह है कि यह ऐसा वायरस नहीं है, जो अगर हमला करता है, तो सभी में फैल जाएगा।

चूँकि लोग तीन चरणों मे मर रहे हैं, इसलिए यह हमारी जिम्मेदारी है कि आप और हम उन्हें मौत से बचाएँ और उन्हें सही ज्ञान दें। सही ज्ञान का अर्थ है कि यदि सभी वायरस शरीर में प्रवेश करते हैं, तो ये ऊपरी श्वसन पथ से आगे नहीं जाने चाहिए। यदि आप ऐसा करने में सफल होते हैं, तो मै आपको विश्वास दिलाता हूँ कि मरीज कोरोना से मरने वाला नहीं है। याद रखें हम सब मरने के लिए पैदा हुए हैं, लेकिन हम किसी भी बीमारी का शिकार होकर मौत को गले नहीं लगाएँगे (कोरोना से तो बिलकुल नहीं)।

उपाय क्या है? यह बहुत महत्त्वपूर्ण है। दुनिया में 60% लोग कोरोना वायरस या SARS CoV-2 नोवल (Novel) वायरस के पहिले से ही इम्यून हैं – वे पहले से ही कोरोना के खिलाफ टीकाकृत हैं। वैक्सीन की अनुपस्थिति के बावजूद, वे रोग प्रतिरोधक हैं। 14 मई, 2020 को

सेल 'Cell'[23] एक प्रतिष्ठित पत्रिका के शोध पत्र में कहा गया है कि दुनिया में 60% लोग कोरोना वायरस से इम्यून हैं। शोधकर्ताओं ने पाया कि 2005 में हांगकांग कोरोना वायरस, 2004 में नीदरलैण्ड कोरोना वायरस या 1965 में 229E US कोरोना वायरस - इन सभी वायरस ने हमें कई बार सर्दी और बुखार दिया है;

परिणामस्वरूप हमारे शरीर में एक प्रकार की प्रतिरक्षा विकसित है और इस प्रतिरक्षा को पृष्ठभूमि प्रतिरक्षा कहा जाता है। दुनिया में 60% लोगों की पृष्ठभूमि प्रतिरक्षा है।

सेल्युलर बैकग्राउण्ड इम्यूनिटी (प्रतिरक्षा): 60% तक आबादी नोवल कोरोना वायरस सेल्युलर पृष्ठभूमि की प्रतिरक्षा है क्योंकि वे बचपन से पिछले कोरोना वायरस (सर्दी-जुकाम का वायरस) से संक्रमित हैं।

शेष 40% के बारे में क्या? उनके पास एक अन्य प्रकार की प्रतिरक्षा है जिसे **Herd immunity** कहा जाता है। उस मामले में किसी भी देश या समुदाय में यदि 60-70% आबादी Immuned बन जाती है, तो शेष आबादी सुरक्षित बन जाती है। यह झुण्ड प्रतिरक्षा के कारण है। जिस दिन कोरोना वायरस आया था, हम (60%) बैकग्राऊण्ड इम्युनिटी के साथ कवर किए गए और 40% हर्ड इम्युनिटी के साथ कवर हो गए। इस प्रकार, यह दुनिया वायरस के हमारे देश में प्रवेश करने से पहले ही नोवल कोरोनावायरस से संरक्षित है।

झुण्ड प्रतिरक्षा: चूंकि 60% आबादी पहले से ही पृष्ठभूमि की प्रतिरक्षा है, बाकी 40% आंशिक रूप से झुण्ड प्रतिरक्षा के तहत कवर हो सकते हैं। इसकी वजह से वैश्विक मामले में मृत्यु दर 0.1% है, यानी मौसमी फ्लू के बराबर।

आप कैसे ठीक होंगे ?

हमारी अधिकांश आबादी में पहले से ही पृष्ठभूमि प्रतिरक्षा के

साथ-साथ झुण्ड प्रतिरक्षा भी है। म्यूकोसल इम्युनिटी नामक एक तीसरे प्रकार की इम्युनिटी है- म्यूकस से सम्बंधित इम्युनिटी-जिसे आयुर्वेद में "चिपचिपा पदार्थ" कहा जाता है। हमारा शरीर मुँह से ही बलगम के साथ पंक्तिबद्ध 'Lined' होता है। जैसे ही वायरस शरीर में प्रवेश करता है, यह पहली बार में म्यूकोसल प्रतिरक्षा का सामना करता है। यदि आप अपने म्यूकोसल प्रतिरक्षा को मजबूत करते हैं, तो आपको श्वसन वायरस के बारे में चिंता करने की आवश्यकता नहीं है।

आप म्यूकोसल प्रतिरक्षा को कैसे मजबूत कर सकते हैं ?

0.2 ग्राम विटामिन सी का सेवन करने से।[24]

विटामिन सी गोली से नहीं बल्कि फल और सब्जियों के सेवन से लेना चाहिए। 2 आम / 4 टमाटर / मुट्ठी भर कच्चे मटर / विभिन्न प्रकार के फल (300-400 ग्राम) सभी में 0.2 ग्राम विटामिन सी होता है। विटामिन की गोली सीधे पेट मे जाती है, जबकि फलों और सब्जियों का सेवन मौखिक रूप से पेट में जाता है और म्यूकोसल प्रतिरक्षा को मजबूत करता है। जब भी आप एक टैबलेट लेते हैं, तो उस स्थिति में आपकी म्यूकोसल **इम्यूनिटी** कम हो जाती है।

म्यूकोसल इम्यूनिटी: श्वसन वायरस के हमले को रोकने के लिए प्रतिदिन फलों (3 आम, 2 संतरे या 1 अमरूद) कच्ची सब्जियों (4 टमाटर या मुट्ठी भर मटर) से कम से कम 0.2 ग्राम विटामिन सी का सेवन respiratory virus के अटैक से बचाव करता है।

पहला चरण

आपके पास तीन प्रकार की प्रतिरक्षा (Immunity) है; बैकग्राऊण्ड प्रतिरक्षा (Background Immunity), झुण्ड प्रतिरक्षा (Herd Immunity) और म्यूकोसल प्रतिरक्षा (Mucosal Immunity) ।

0.2 ग्राम विटामिन सी का सेवन करके इन्हें मजबूत करें, दवाओं के सेवन से बचें (वे प्रतिरक्षा को कम करते हैं) और पशु प्रोटीन (जानवरों से प्राप्त किसी भी भोजन) जैसे मटन, चिकन, मछली आदि का सेवन कम करें (वास्तव में पूरी तरह बचें) अण्डा, डेयरी उत्पाद-दूध, दही, मक्खन आदि। पशु प्रोटीन म्यूकोसल प्रतिरक्षा को कम करता है। इन तीन प्रकार की प्रतिरक्षा के बावजूद, वायरस शरीर में प्रवेश करता है क्योंकि व्यक्ति दवाओं पर होता है या पशु प्रोटीन का सेवन करता है, और बीमार पड़ता है।

दूसरा चरण

जैसे ही फ्लू का पहला संकेत मिले जैसे कि बुखार, सिरदर्द, शरीर में दर्द, सर्दी या खांसी महसूस करना जैसे लक्षण, तुरन्त तीन दिनों के प्रोटोकॉल का पालन करें (जोकि मैं 2016 से अपने रोगियों को देता रहा हूँ)। फ्लू के पहले लक्षण के साथ (बुखार, खांसी, शरीर में दर्द, कमजोरी) 3 चरण फ्लू आहार[25] का पालन करें। जिसे हमने थ्री स्टेप फ्लू डाइट का नाम दिया है।

3 चरण फ्लू आहार का काम करता है और पिछले 100 वर्षों से 167 से अधिक शोध पत्रों[26] के साक्ष्य पर आधारित है।

दिन – 1 (तरल)

नीचे निर्दिष्ट मात्रा में खट्टे फलों का रस और नारियल पानी का सेवन करें:

आपके शरीर का वजन (किलो)/10 ताजा सिट्रस फ्रूट जूस के गिलास + शरीर का वजन (किलो)/10 गिलास नारियल पानी

यदि शरीर का वजन 60 किलोग्राम है तो आप 60/10 = 6 गिलास खट्टे फलों का रस और 6 गिलास नारियल पानी लें।

पैक किए गए जूस का सेवन न करें, इसके बजाय ताजा रस लें और इसे बिना छाने लें। प्रत्येक गिलास पर कम से कम 15 मिनट व्यतीत करके हर घण्टे घूंट-घूंट करके बारी-बारी से रस और नारियल पानी लें। इससे तापमान नियंत्रण में रहेगा। खट्टे फलों के रस में विटामिन सी **इम्यूनिटी** का समर्थन करता है और वायरस से छुटकारा पाने में मदद करता है। नारियल पानी हाइड्रेशन में मदद करता है। यह भगवान द्वारा बनाया गया दुनिया का सबसे अच्छा खनिज पानी है।

दिन – 2 (द्रव)

खट्टे फलों का रस और नारियल पानी का सेवन करें

शरीर का वजन (किलो)/20 (गिलास खट्टे फलों का रस) + शरीर का वजन (किलो)/20 (गिलास नारियल पानी) + आपके शरीर का वजन (किलो) x 5 ग्राम खीरा और टमाटर

यदि शरीर का वजन 60 किलोग्राम है तो आप 60/20 = 3 गिलास खट्टे फलों का रस और 3 गिलास नारियल पानी लें और 60 x 5 = 300 ग्राम ककड़ी और टमाटर

आपको यह देखकर आश्चर्य होगा कि दिन 2 के अंत तक, आप बेहतर महसूस करने लगेंगे और आपका तापमान नियंत्रण में रहने लगेगा।

दिन – 3 (ठोस)

नाश्ते के लिए

शरीर का वजन (किलो)/30 (गिलास खट्टे फलों का रस) + शरीर का वजन (किलो)/30 (गिलास नारियल पानी) यदि शरीर का वजन 60 किलोग्राम है तो आप 60/30 = 2 गिलास खट्टे फलों का रस और 2 गिलास नारियल पानी।

दोपहर के भोजन के लिए, उपभोग करें

आपके शरीर का वजन (किलो) x 5 ग्राम खीरा और टमाटर। यदि शरीर का वजन 60 किलोग्राम है तो आप 60 x 5 = 300 ग्राम खीरा

और टमाटर शाम तक, आप खुद को फिट पाकर आश्चर्यचकित होंगे।

आप कम तेल के साथ घर का पका हुआ सामान्य भोजन कर सकते हैं, रात के खाने के लिए कम तेल वाला, कम नमक वाला और पशु प्रोटीन से रहित खाना पकाएँ । यदि आप इस सरल आहार का पालन करते हैं, तो आप चौथे दिन से काम करने लगेंगे।

तीसरा कदम

आमतौर पर, लोग फ्लू की दवा का प्रबंधन करने की कोशिश करते हैं और कभी-कभी, वायरस के ऊपरी श्वसन पथ से निचले श्वसन तंत्र में जाने की संभावना होती है। जिस कारण, साँस लेने मे कठिनाई होती है और ऑक्सीमीटर के साथ जांच की जाती है, तो ऑक्सीजन का स्तर, $\leq 90\%$ हो जाता है। ऐसी स्थिति में, डॉक्टर वेंटीलेटर पर रखने की सलाह देता है क्योंकि फेफड़े पानी से भरे होते हैं। ऐसी स्थिति में आपको यह करना है कि आप अस्पताल जानें से बचें क्योंकि आपको मैकेनिकल वेंटिलेटर पर रखा जाएगा। आपको घर पर अपना वेंटिलेटर बनाना होगा। इसे प्रोन वेंटिलेशन[26] कहा जाता है। आगे आने वाले अध्यायों में, मैं आपको प्रोन वेंटिलेशन सिखाऊँगा।

N.I.C.E. Initiative

फ्लू के पहले लक्षण का आभास होते ही आप हमें www.biswaroop.com/nice या 8587059169 पर नि:शुल्क सहायता, चिकित्सा तथा मार्गदर्शन के लिए call कर सकते हैं। यह सेवा एकदम नि:शुल्क है।

इसके बाद मरीज हमारे प्रशिक्षित Expert के द्वारा guide तथा support किए जाएँगे जब तक कि मरीज कोरोना / फ्लू / इन्फ्लूएंजा के चंगुल से बाहर नहीं आ जाता।

संदर्भ
इस अध्याय से संबधित **video and references** के लिए
www.biswaroop.com/nicebook लिंक पर जाएँ

अध्याय

3

प्राण-यमराज का विज्ञान

(21 जून, 2020-अन्तर्राष्ट्रीय योग दिवस पर दिए गए व्याख्यान पर आधारित)

कोरोना वायरस क्या है?

कोरोना वायरस एक RNA श्वसन इन्फ्लुएंजा वायरस है। श्वसन इन्फ्लुएंजा वायरस का मतलब है कि यह केवल मुँह और नाक के माध्यम से मानव शरीर में प्रवेश कर सकता है। यह एक RNA श्वसन इन्फ्लुएंजा वायरस है जिसका अर्थ है कि इसके लिए कोई दवा या टीका (Vaccination) नहीं हो सकता है। इसका कारण यह है कि यह बहुत आसानी से और जल्दी अपना रूप बदलता है। हाल ही में 5 मई, 2020 को यूनिवर्सिटी कॉलेज ऑफ लंदन ने 7500 लोगों पर इस वायरस का एक अध्ययन[28] किया और उन्हें पता चला कि वायरस अब तक 198 बार बदल चुका था।

इस प्रकार यह बहुत निश्चित रूप से कहा जा सकता है कि जब से वायरस वुहान में फैलना शुरू हुआ है, यह पहले ही हजारों बार उत्परिवर्तित हो चुका होगा। (हालांकि, यह साबित करने के लिए कोई सबूत नहीं है कि वायरस वुहान से पहले मौजूद नहीं था, जैसा कि पहले समझाया गया। उत्परिवर्तित का अर्थ है कि यह एक प्रतिरूपण की तरह अपना रूप बदलता रहता है और अगली बार जब हम इस तक पहुँचते हैं तो यह उसी अवस्था में नहीं पाया जा सकता है। अत: ऐसे विषाणुओं के लिए जो इतनी तेजी से उत्परिवर्तन करते हैं, कोई दवा या टीका नहीं हो सकता।

एक उदाहरण लेते हैं:

यदि कोई जंगली सूअर आपकी ओर दौड़ता हुआ आता है और आप उसे मारने के लिए एक हथियार उठाते हैं, सूअर एक मच्छर में बदल जाता है। अब, उस हथियार का इस्तेमाल मच्छर को मारने के लिए नहीं किया जा सकता है। जैसे ही हथियार बदला जाता है, मच्छर एक हाथी में बदल जाता है। एक उत्परिवर्तित वायरस इसी प्रकार का होता है। यह अपना रूप बदलता रहता है। इसलिए, यह RNA श्वसन इन्फ्लुएंजा वायरस भी इसी प्रकार का है। जब 7500 लोगों का परिक्षण किया गया, तो पाया गया कि वासरस 198 बार पहले ही उत्परिवर्तित हो चुका था। यदि एक बड़ा नमूना एकत्र किया जाता है, तो, हम पाएंगे कि वायरस ने हजारों और लाखों बार उत्परिवर्तित किया है। इस प्रकार यह स्पष्ट है कि यदि कुछ वायरस अत्यधिक उत्परिवर्तन करते हैं, तो इसके लिए कोई दवा या टीका नहीं बनाया जा सकता है। जब तक दवा बनाई जाती है, तब तक यह किसी और रूप में आ जाता है।

दूसरा, कोराना वायरस संक्रमण के कारण कोई भी मर नहीं सकता है। इसका कारण बहुत सरल है। यह वायरस मुँह और नाक के माध्यम से शरीर में प्रवेश करता है। जब तक यह ऊपरी श्वसन पथ में है, तब तक कोई जटिलता या नुकसान नहीं हो सकता है। 4-5 दिनों के बाद, यह निचले श्वसन पथ तक पहुँचता है, जहाँ यह निमोनिया, या यहाँ तक कि हृदय आघात का कारण बन सकता है। बहुत से लोगों ने संक्रमण के कारण दम तोड़ दिया है जो केवल तब होता है जब वायरस निचले श्वसन पथ पर जाता है। श्वसन तंत्र के निचले हिस्से में वायरस क्यों आता है? मैंने पहले भी यह समझाया है कि यदि आप संक्रमण, फ्लू या इन्फ्लुएंजा से पीड़ित हैं और ऐसे समय में, यदि आप दवा लेते हैं, जैसे– कोई एंटीबायोटिक, एंटीपीयरेटिक, एंटी-मलेरिया, एंटी-एचआईवी या उसके लिए कोई अन्य दवा द्रव्य, यह आपकी प्रतिरक्षा के साथ प्रत्यक्ष या अप्रत्यक्ष रूप से समझौता करता है और वायरस को ऊपरी श्वसन पथ से निचले श्वसन पथ की यात्रा करने का अवसर मिलता है। इससे निमोनिया हो सकता है या साँस लेने में समस्या हो सकती है।

ऐसे समय में, परंपरागत रूप से, पहली चीज ऑक्सीजन का संचालन और इसके बाद मैकेनिकल वेंटीलेटर आता है। लोगों को लगता है कि अगर उन्हें वेंटीलेटर पर रखा जाता है, तो वे बच जाएँगे लेकिन आपको बता दूँ कि वेंटीलेटर में 94% तक की असफलता दर है।

यह यांत्रिक मशीन जिसे वेंटीलेटर कहा जाता है वास्तव में मानवता के लिए एक शाप है क्योंकि जब पाइप गले के माध्यम से फेफड़ों तक जाती है और ऑक्सीजन पंप करने की कोशिश करती है। उस समय, मस्तिष्क और फेफड़ों के बीच संबंध टूट जाता है।

जिस रोगी को वेंटीलेटर पर रखा गया है, अंत में उसके मस्तिष्क को शरीर के कार्यों के साथ तालमेल करने में कठिनाई होती है और इसलिए, हम उसे उन हालात में देखते हैं जो आपको बहुत परेशान कर सकते हैं।

आपको याद दिला दूँ कि आज अंतर्राष्ट्रीय योग दिवस है और योग एक ऐसी चीज है जिसे हम भारतीयों ने दुनिया को दिया है। इसका प्राणायाम नामक आसन – श्वास व्यायाम, फेफड़ों और मस्तिष्क के बीच संबंध को दर्शाता है। यह फेफड़े ही हैं जो श्वास को नियंत्रित करते हैं और जब मस्तिष्क और फेफड़ों के बीच यह संबंध टूट जाता है, तो मन-शरीर का तालमेल बर्बाद हो जाता है। उस क्षण, रोगी जीवित तो है लेकिन एक मृत शरीर की तरह। श्वास चल रही है लेकिन मस्तिष्क को नहीं पता कि वह कौन है। यांत्रिक वेंटीलेटर द्वारा यही काम किया जाता है। इसलिए जो लोग वेंटीलेटर पर जीवित रहते हैं, वे वास्तव में जीवित लाशें हैं। इस तरह वेंटीलेटर मानवता के लिए वरदान नहीं है। यदि आप किसी ऐसे व्यक्ति या रोगी से मिले है, जिसे कभी वेंटीलेटर पर रखा गया था, तो आप इसे अच्छी तरह समझ पाएँगे।

आज, अगर कोई कोरोना वायरस के लिए पॉजिटिव आता है और वह अस्पताल में जाता है, अस्पताल में बिस्तर का शुल्क 3-4 या 5 लाख रुपए तक है। यहाँ तक कि यह 25 लाख रुपए तक हो सकता है जो (कुछ के लिए) उनके जीवन की पूरी कमाई हो सकती है। अस्पताल

में एक बिस्तर के लिए अपनी पूरी कमाई, कल्पना करें। अब मुझे एक वैध (Valid) प्रश्न पूछना है - अस्पताल में उस बिस्तर से आप क्या प्राप्त करना चाहते हैं? यदि कोरोना वायरस की कोई दवा नहीं है, कोई वैक्सीन नहीं है, तो अस्पतालों में भर्ती होने और 7 से 10 लाख रुपए खर्च करने की क्या आवश्यकता है? खुद से पूछना चाहिए, ऐसा क्या है कि जिससे डॉक्टर मेरा इलाज करने जा रहे हैं? अभी तक कोई भी दवा या वैक्सीन या मशीन नहीं है जो COVID-19 रोगियों की मदद कर सके। अस्पतालों के पास कुछ भी नहीं है जो एक अंश से भी जीवित रहने की संभावना बढ़ा सकता है। इसके अलावा, उनके पास कुछ चीजें हैं जो मौत की संभावनाओं को बढ़ा सकती हैं।

अब मैं आपको विश्वास दिलाता हूँ कि वास्तव में इस वायरस का ठीक होना बहुत सरल है, विशेष रूप से SARS CoV-2 के लिए तीन दिवसीय फ्लू आहार जो कि एक हानिरहित फ्लू वायरस है और शायद ही कभी घातक होता है। लोग अक्सर पूछते हैं कि भारत में इतनी मौतें क्यों हो रही हैं? इसका उत्तर सरल है। कोरोना के बजाए डब्लयूएचओ का प्रोटोकॉल मुख्य अपराधी है और इसके साथ ही आईसीएमआर की ओर से मृत्यु की रिपोर्टिंग करने के गाइडलाइंस को भी जिम्मेवार माना जा सकता है।

ICMR ने हाल ही में दिशा-निर्देश जारी किए हैं कि यदि किसी की भारतीय भूमि पर मृत्यु हो गई और उसे साँस लेने में तकलीफ हो रही थी या उसे हृदय से जुड़ी समस्या थी, तो उसे कोरोना वायरस के कारण मृत्यु माना जाएगा, भले ही उसका RT PCR test नेगेटिव हो। अब क्या आप मुझे किसी ऐसे व्यक्ति के बारे में बता सकते हैं जिसे मृत्यु के समय साँस लेने में कठिनाई या हृदय संबंधी समस्या नहीं होगी? जब भी किसी व्यक्ति की मृत्यु होती है, तो दो चीजें हमेशा होती हैं: एक साँस लेने में कठिनाई होती है और दूसरी हृदय संबंधी समस्या होती है यानी हृदय रूक जाता है और साँस रुक जाती है। इन दोनों स्थितियों को ICMR द्वारा कोरोना मृत्यु के रूप में माना जाता है। इसके अलावा, बदले हुए दिशा-निर्देशों के अनुसार, यदि किसी मरीज की दुर्घटना में

मृत्यु हो गई और कोरोना पॉजिटिव का भी परीक्षण किया गया, तो उसे कोरोना वायरस के कारण मृत्यु माना जाना है। इस प्रकार भारत में होने वाली मौतों में इन सभी रोगियों को भी शामिल किया गया है। ईमानदारी से कहूँ तो कोई भी सही तरीके से नहीं जानता है कि कितने रोगियों की मृत्यु वास्तव में कोरोना वायरस से हुई थी।

कोरोना वायरस रोगियों के साथ मेरा व्यक्तिगत अनुभव कहता है कि यदि आप ऐसे व्यक्ति को आराम देते हैं और रोगी को हाइड्रेटेड रखते हैं, तो कोरोनावायरस 3 से 5 दिनों में गायब हो जाएगा। यह किसी भी अन्य फ्लू की तरह ही है।

नए खोजे गए SARS CoV-2 के व्यवहार की भविष्यवाणी करना मुश्किल नहीं है (हालांकि, हो सकता है कि यह अनंत काल से मनुष्यों को संक्रमित करता आ रहा हो), जैसा कि चार अन्य कोरोनावायरसों को (229E, NL63, OC43, HKU1) पहले से ही कई वर्षों से मनुष्यों के लिए जाना जाता था। सांख्यिकीय रूप से लगभग 10% फ्लू की वजह हैं, जो हम अपने जीवनकाल में झेल चुके हैं।

हम कहते हैं कि कोई आम खाना चाहता है। आम में कई विशेषताएँ हैं जो दुनिया के किसी भी हिस्से में हैं जो आकार और स्वाद में भिन्न हो सकते हैं लेकिन मूल चीज़ें समान होंगी। इसी तरह यह Covid-19 अनिवार्य रूप से अन्य चार वायरस के समान है। घातक दर और संचरण के साधन मूल रूप से समान रहेंगे। इस प्रकार, हम यह निष्कर्ष निकाल सकते हैं कि यहाँ तक कि यह वायरस अन्य चार के व्यवहार के समान होगा, इसलिए डरने की कोई बात नहीं है।

आइए, हम वियतनाम के उदाहरण को देखें जहाँ मैं पिछले सात वर्षों से अभ्यास कर रहा हूँ। भारत पहुँचने से पहले कोरोनावायरस वियतनाम पहुँच चुका था और आपको बता दूँ कि कोरोनावायरस के कारण वियतनाम में मौतों की संख्या शून्य है। कोरोनावायरस के कारण वियतनाम में किसी की मृत्यु नहीं हुई। मैंने अपने वियतनामी सहयोगियों

से वियतनाम में शून्य कोरोना मौतों के बारे में पूछा। उन्होंने जो जवाब दिया, वह था, "हमारा देश इंसानों पर दवाओं का प्रयोग नहीं करता है। हम सिर्फ मरीजों को पूरा आराम करने की सलाह देते हैं और वे जल्द ठीक हो जाते हैं।"

वियतनाम की आबादी लगभग 15-16 करोड़ है और अभी भी वहाँ कोई मौत नहीं हुई है जबकि भारत में पूरी अर्थव्यवस्था बिखर गई है और लोग कोरोना के डर से जी रहे हैं। अन्तर्राष्ट्रीय योग दिवस के अवसर पर, यह काफी दुर्भाग्यपूर्ण है (क्योंकि यह सूर्य ग्रहण भी है) कि अखबार की सुर्खियों में 'फैबी फ्लू' की शुरुआत हुई है। यह दवा एक प्रायोगिक दवा है और शरीर में पहुँचते ही इसका क्या नुकसान होगा, इसकी कोई व्याख्या नहीं है। अमेरिका, ब्रिटेन और जापान (जहाँ इसे 2014 में विकसित किया गया था) सहित किसी भी देश ने इसे मंजूरी नहीं दी है। इस दवा की शुरुआत, भगवान न करे, भारत के लिए कुल-ग्रहण की घोषणा कर दे।

जब भी कोई नई दवा बाजार में उतारी जाती है, तो यह तय करने के लिए कुछ संदर्भ या नैदानिक परीक्षण होता है कि यह दवा एक विशेष बीमारी के लिए फायदेमंद होगी। जब मैंने फैबी फ्लू (फ़ेविपिराविर) के नैदानिक परीक्षण संदर्भ को खोजने की कोशिश की, तो मुझे सिर्फ एक परीक्षण मिला और वह भी कुछ महीने पहले चीन से आया था। एक तरफ हम चीनी सामानों का बहिष्कार कर रहे हैं और लोगों को चीनी उत्पादों का उपयोग नहीं करने के लिए प्रेरित किया जा रहा है और दूसरी ओर, चीन के trail को इस दवा को लॉन्च करने के लिए एक संदर्भ के रूप में मानना। मैंने इस trail का अध्ययन किया जिसमें 80 रोगी शामिल थे; 35 रोगियों को Favipiravir दवा दी गई, जिसे फैबी फ्लू नाम से लॉन्च किया गया है। 45 लोगों को Ritonavir और Loopinavir नाम की दवा दी गई। ये दोनों HIV की असफल दवाएँ हैं जो रोगियों को कोरोना के नाम पर दी गई थीं। इन पर प्रतिबंध तब लगाया गया जब मौतों की संख्या बढ़ने लगी। इसलिए प्रतिबंधित दवाओं की तुलना फैबी फ्लू से की जा रही है। यह एक चालाक लड़के के

समान है जो कक्षा में असफल हो जाता है। वह केवल 20 अंक प्राप्त करता है, लेकिन अपने माता-पिता को सूचित करना चाहता है कि उसे बहुत अच्छे अंक मिले हैं, इसलिए वह घर पर एक और बच्चा लाता है, जिसे सिर्फ 10 अंक मिले हैं। वह अपने माता-पिता को बताना चाहता है कि मेरे अंक खराब हो सकते हैं, लेकिन कोई ऐसा भी है जिसके अंक उससे भी खराब हैं। उसी अंदाज में यह परीक्षण साबित करता है कि यह दवा लोपिनवीर और रितोनवीर से बेहतर है। किन्तु यह नहीं दिखाता है कि यह दवा एक कोरोना रोगी को ठीक कर सकती है। इस परीक्षण के सावधानीपूर्वक अध्ययन से पता चलता है कि न तो Randomised नियंत्रण परीक्षण है और न ही double blind trail. परीक्षण का   संचालन करने वाले लोगों ने रोगियों को इस श्रेणी की दवा (फैबी फ्लू) या उस (लोपिनवीर और रितोनवीर) में रखने का फैसला किया।

फैबी फ्लू श्रेणी के 35 रोगी, पतले और कम बीमार थे और दूसरे समूह के रोगियों की तुलना में उनका तापमान कम था। उनमें से कुछ विषम भी थे। इस प्रकार गंभीर रूप से बीमार Covid-19 रोगियों को बाहर रखा गया था, इसलिए इसे वास्तविक परीक्षण नहीं माना जा सकता है।

इस दवा की सच्चाई को जानने के लिए, इस नियमावली[29] पर एक नज़र डालें जो मैंने स्वास्थ्य, श्रम और कल्याण मंत्रालय से ली है, जापान में 4 मार्च 2014 को फैबी फ्लू बनाया गया था। इस मैनुअल को पढ़ें और आपको पूरी सच्चाई का पता लग जाएगा। इस मैनुअल के पेज 56 पर लिखा है कि इस दवा को 12 पिल्लों पर आजमाया गया था, जिसमें से कुछ ही दिनों मे नौ पिल्लों की मौत हो गई। फिर, तीन बंदरों पर दवा की कोशिश की गई; कुछ ही दिनों में एक बंदर की मौत हो गई। इसके बाद, कुछ चूहों पर दवा की कोशिश की गई थी।

परिणामस्वरूप नर चूहों में वृषण विषाक्तता मिली जिसका अर्थ है कि वे बांझ या नपुंसक हो गए। मादा चूहों ने युवा पैदा करने की क्षमता खो दी। इस प्रकार, या तो मृत बच्चे पैदा हो रहे थे या वे आनुवांशिक दोष

के साथ पैदा हो रहे थे। ऐसी दवाओं को एक विशेष श्रेणी सौंपी जाती है जिसे टेराटोजेनिक दवाओं के रूप में जाना जाता है। Teratogenic drugs कितनी हानिकारक हैं, मैं 6 मई, 2020 के न्यूयार्क टाइम्स[30] में एक लेख का संदर्भ देकर समझाऊँगा। लेख कहता है कि इस दवा (फैबी फ्लू) की तुलना किसी अन्य टेराटोजेनिक दवा से की जा सकती है जिसे 1950 में यूरोपीय राष्ट्रों मे थैलिडोमाइड कहा गया था। इस दवा के दुष्प्रभाव यह थे कि 1,23,000 बच्चे मृत पैदा हुए थे। जो जीवित पैदा हुए थे वे विभिन्न प्रकार की विकृति से पीड़ित थे।

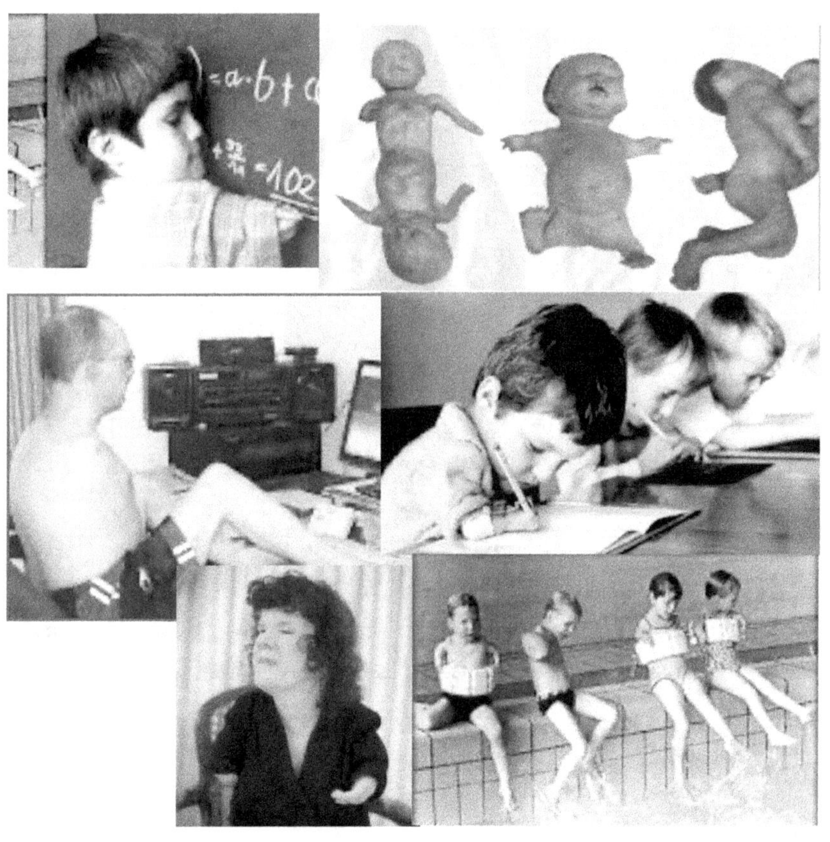

लगभग 24,000 ऐसे बच्चे हैं जो अभी भी उन विकृतियों के साथ रह रहे हैं। इस प्रकार इस दवा पर जल्द ही प्रतिबंध लगा दिया गया।

इसी तरह की स्थिति इस दवा के साथ उत्पन्न हो सकती है यानी 'फैबी फ्लू'। दुष्प्रभाव कुछ वर्षों के बाद पता चलेगा। अख़बार और दवा कम्पनियाँ दुष्प्रभाव को छुपा सकती हैं लेकिन बच्चे पैदा होने पर वे बहुत जल्द उजागर हो जाएँगी।

भारत में फैबी फ्लू

आइए, हम भारतीय संदर्भ में फैबी फ्लू पर चर्चा करते हैं। 20 जून, 2020 को जब भारत में इस दवा को लॉन्च किया गया था, तब समाचार पत्रों और टीवी ने इसकी कीमत 103 रुपए बताई थी। लोग सोचते हैं कि 103 रुपए की दवा का सेवन करने से वे कोरोना से रोग मुक्त हो जाएँगे। सच्चाई यह है कि दवा की पूरी स्ट्रिप (34 गोलियाँ) पहले दिन ही खानी होती हैं। 14 दिनों में, 7-8 दवाओं की ऐसी स्ट्रिप्स का सेवन किया जाता है, जिसका अर्थ है ठीक होने के लिए 14 दिनों में 25,000 रुपए की गोलियों का सेवन करना। स्वास्थ्य लाभ केवल उन लोगों के लिए होगा जो पहले से ठीक हैं। गंभीर रूप से बीमार रोगियों पर इसका क्या प्रभाव पड़ेगा, यह ज्ञात नहीं है।

यदि आप इस दवा को खरीदते हैं, तो आपको एक फॉर्म भरना होगा, जिसे बॉक्स के अंदर डाला जाएगा। आपको इस फॉर्म पर हस्ताक्षर करने की आवश्यकता है।

प्रपत्र कहता है कि आप इस दवा के दुष्प्रभावों को अच्छी तरह से समझ चुके हैं और आप स्वयं इसके दुष्प्रभावों के लिए जिम्मेदार हैं; कोई दूसरा नहीं। दवा का सेवन करने के बाद, यह कैसे प्रभावित करता है, उस डेटा को कंपनी द्वारा लिया जाएगा, रिपोर्ट के अगले संस्करण में रिपोर्ट कर लिया जाएगा क्योंकि यह रिपोर्ट पिल्लों, बंदरों और चूहों पर इस दवा के प्रभाव की व्याख्या करती है।

इस दवा की अगली रिपोर्ट द्वारा भारतीयों पर इसके प्रभाव का वर्णन करने की बहुत संभावना है। इसे मानव गिनी पिग के रूप में जाना जाता है। मानव परीक्षण और मानव गिनी पिग दो अलग-अलग चीजें

हैं। मानव परीक्षण का मतलब है कि एक व्यक्ति ने परीक्षण का हिस्सा बनने के लिए सहमति दे दी है (अपने निहित स्वार्थों के लिए-वित्तीय लाभ के लिए हो सकता है)। ऐसे लोगों को 10-15 लाख रुपए मिलते हैं। व्यक्ति मौका लेने के लिए तैयार हो जाता है। यह मानव परीक्षण के लिए स्वंयसेवक के रूप में जाना जाता है। दूसरा गिनी पिग है जिसका अर्थ है आपने इन दवाओं को 25,000 रुपए में खरीदा और परीक्षण का हिस्सा बने। आप पिल्ले, बंदर या चूहों की तरह हो जाएँगे। इसे मानव गिनी पिग कहा जाता है।

कोरोना के रोगियों पर यह दवा कैसे काम करेगी, इसका परीक्षण कभी नहीं हुआ। केवल तुलना की गई कि यह दवा अन्य दो दवाओं की तुलना में अधिक उपयोगी है क्योंकि इसे लगभग लक्षणहीन रोगियों पर आजमाया गया था।

मेरा सुझाव है, इस दवा का मैनुअल डाउनलोड करें और इसे अच्छी तरह से पढ़ें। फिर किसी भी डॉक्टर या स्वास्थ्य विशेषज्ञ के पास जाएँ और उससे पूछें कि क्या उसके परिवार में कोई भी निकट या प्रिय व्यक्ति (उसका बच्चा/ पत्नी/ माता-पिता हो सकता है) या यहाँ तक कि वह खुद Covid-19 Positive है, तो क्या वह इस दवा को लेगा?

जैसा कि पहले कहा गया है, कोरोनावायरस एक RNA श्वसन इन्फ्लुएंजा वायरस है और यह तेजी से उत्परिवर्तित होता है इसलिए इसके लिए कोई दवा नहीं हो सकती है। यह दवा, जो बाज़ार में है, अनुवांशिक परिवर्तन लाती है। यह अनुवांशिक रूप से शरीर के RNA को बदलता है या उत्परिवर्तित करता है। इसे सीधे शब्दों में कहें, तो आप एक पूरी तरह से अलग व्यक्ति बन जाते हैं, हालांकि शरीर एक ही रहता है। दूसरे शब्दों में, यह निकट भविष्य में मानव शरीर की नींव को हिलाता है, संभावना है कि व्यक्ति ऑटोइम्यून बीमारियों, कैंसर या ट्यूमर से पीड़ित हो सकता है। यह आपके लिए नहीं बल्कि आने वाली पीढ़ियों के लिए हो सकता है। इसलिए इस दवा को लेते समय सावधानी बरतें। ऐसा नहीं है कि अधिकारियों को इस दवा के बारे में पता नहीं है; भारत को छोड़कर किसी भी देश ने इसे व्यावसायिक रूप से लॉन्च नहीं किया है।

भारतीय अर्थव्यवस्था पहले ही पंगु हो चुकी है और अब भारत के नागरिकों को पंगु बनाने की योजनाएँ चल रही हैं।

अन्तर्राष्ट्रीय योग दिवस के अवसर पर योग की बात करते हैं। प्राणायाम एक महत्त्वपूर्ण अभ्यास है जिसमें ऑक्सीजन शरीर के उन हिस्सों (जहाँ यह सामान्य रूप से नहीं होता है) तक पहुँचता है। इससे कैंसर, मधुमेह और इस तरह की अन्य बीमारियों की रोकथाम हो जाती है। दुनिया भर में और आसपास के बहुत से लोग विशेष रूप से प्राणायाम के यौगिक व्यायामों का पालन करते हैं। मैं सुरक्षित रूप से कह सकता हूँ कि प्राणायाम या साँस लेने का व्यायाम एक समग्र इलाज है। यदि हम इसका उल्टा करते हैं, अर्थात् यदि हम ऑक्सीजन को शरीर की कोशिकाओं तक पहुँचने की अनुमति देने की बजाय, कार्बन डाइऑक्साइड उन तक पहुँचाते हैं, तो, तब क्या होगा और यदि यह प्रकिया लंबे समय तक और दैनिक आधार पर जारी रहे, तब निश्चित रूप से कोई यह कहेगा कि रिवर्स सच होगा। अगर इसका पालन किया जाता है, तो उन सभी बीमारियों जैसे कैंसर, मधुमेह, उच्च रक्तचाप, हृदय रोग आदि में भी वृद्धि होगी। ये दीर्घकालिक प्रभाव हैं। अल्पकालिक समस्याओं के बारे में क्या कहें!! यह सिरदर्द, बुखार व प्रतिरक्षा की हानि आदि का कारण होगा।

संदेश देने के लिए मैंने एक नया तरीका ढूँढा है, वह है- यह एक प्लेकार्ड है जिसमें 'प्राणायाम' लिखा है और मैं एक मास्क पहनता हूँ,

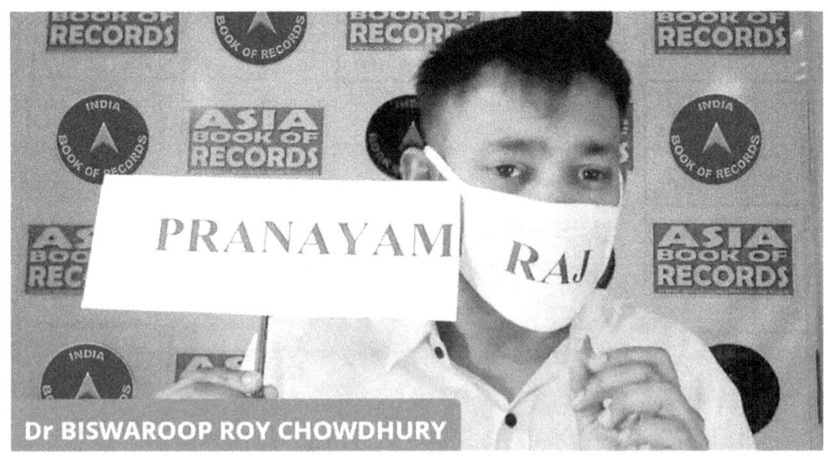

जिस पर 'राज' लिखा है और ये मिल कर बनते हैं – 'प्राण-यमराज'

इसे स्पष्ट रूप से समझने की आवश्यकता है। जब हम मास्क पहनते हैं और हम साँस लेते रहते हैं, तो हम वास्तव में कार्बन डाइऑक्साइड ले रहे होते हैं, जिसे हम स्वयं छोड़ते हैं और यह लगातार किया जा रहा है। जो स्वस्थ हैं वे लगभग एक या दो घण्टे में साइड इफेक्ट्स का अनुभव करेंगे और जो रोगी-भाव से परिचित हैं, वे लगभग आधे घण्टे में यह अनुभव करेंगे। दरअसल, हम यमराज 'मौत का देवता' तक पहुँचने के लिए एक चैनल खोल रहे हैं।

10 जून, 2020 की CDC की रिपोर्ट[30] को देखें। (सीडीसी रोग नियंत्रण केन्द्र है) उन्होंने इस रिपोर्ट में स्वीकार किया है कि अगर हम एक घण्टे से अधिक फेस मास्क पहनते हैं, इसे पहनने के बाद से इसका शरीर पर प्रभाव पड़ेगा। कार्बन डाइऑक्साइड, जो हम स्वयं छोड़ते हैं, कई तरह की समस्याओं को जन्म दे सकता है: सिरदर्द, खोपड़ी के अन्दर दबाव में वृद्धि, तंत्रिका तंत्र में परिवर्तन, श्वास की आवृत्ति में वृद्धि, हृदय संबंधी प्रभाव, हल्के काम के बोझ की सहनशीलता में कमी आदि। मैं पिछले कई महीनों से इस पर जोर दे रहा हूँ, और अब सबने इसे स्वीकार कर लिया है लेकिन यह काफी दुर्भाग्यपूर्ण है कि हमारी सरकार इस पर कोई ध्यान नहीं दे रही है। पिछले कुछ दिनों में प्राप्त मरीजों की कॉल से यह देखा गया है कि उन्हें सिरदर्द, साँस लेने में तकलीफ की शिकायत है और उन्हें संदेह है कि उन्होंने कोरोनावायरस का अधिग्रहण कर लिया है। मैं मूल रूप से उन्हें अपने मास्क को हटाने और 4-5 घण्टे आराम से साँस लेने के लिए कहता हूं और मुझे विश्वास है वे बेहतर महसूस करना शुरू करते हैं। यह समझना महत्त्वपूर्ण है कि यह 'Mask theory' कहाँ से आयी है। यह मूल रूप से सर्जनों से हमारे पास पहुँचा है। संचालन करते समय, वे आम तौर पर मास्क का उपयोग करते हैं। हमें वास्तविक परिदृश्य में जाना चाहिए कि क्या मास्क पहनने से वास्तव में सर्जन को मदद मिलती है? मास्क पहनने की यह संस्कृति 130 साल पुरानी है। मूल रूप से सर्जरी करते समय मास्क पहनने की परंपरा है और सर्जनों

द्वारा इसका कड़ाई से पालन किया जाता है लेकिन यह सहायक है या नहीं, इस पर संदेह है।

कोक्रेन सहयोग द्वारा एक मेटा-विश्लेषण[31] किया गया था। वे सरल प्रश्न पर किए गए सभी शोधों का विश्लेषण करते हैं कि क्या सर्जरी के दौरान मास्क पहनना फायदेमंद है या बिना मास्क के सर्जरी करना भी उतना ही अच्छा है। यह संगठन एक निष्पक्ष संगठन है और यह कभी भी किसी दवा कंपनी से दान नहीं लेता है और सच्चाई सामने लाता रहता है। कोक्रेन सहयोग ने लगातार यह पता लगाने के लिए शोध किया कि क्या सर्जन द्वारा मास्क पहनकर सर्जरी करना फायदेमंद है या फायदेमंद नहीं है। उन्होंने सभी यादृच्छिक नियंत्रण परिक्षणों को इकट्ठा किया और एक निष्कर्ष पर पहुंचे कि मास्क पहनने से संक्रमण की संभावना कम नहीं होगी बल्कि वे बढ़ जाएँगे। सर्जरी के दौरान भी मास्क पहनने से संक्रमण कम नहीं होता है।

मास्क पहनने से संक्रमण की संभावना कैसे बढ़ जाती है?

जब हम मास्क पहनते हैं और उसमें साँस लेते हैं तो वह क्षेत्र (जो नाक और मुँह हो सकता है) का तापमान हमारे शरीर के समान ही होता है। इसके साथ ही, जैसा हम बोल रहे हैं और उसी क्षण साँस ले रहे हैं, यह क्षेत्र थोड़ा नम हो जाता है। यहाँ दो चीजों को ध्यान में रखने की जरूरत है कि यह क्षेत्र थोड़ा गर्म होने के साथ-साथ नम भी होता है। कीटाणु, जीवाणु और संक्रमणों को पनपने के लिए नमी और गर्मी बहुत अनुकूल वातावरण है। यदि आप लगातार आधे घण्टे से लेकर एक घण्टे तक मास्क पहनते हैं, तो इस जगह पर बना वातावरण कीटाणुओं की वृद्धि के लिए बहुत अनुकूल हो जाता है। जर्नल-जे की रिपोर्ट[32] वर्ष 2018 का ऑर्थोप ट्रांसलेशन-ऑपरेटिव प्रक्रियाओं के दौरान बैक्टीरियल संदूषण के स्रोत के रूप में के बारे में लिखता है। 'इस प्रकार मास्क पहनने से संक्रमण की संभावना कम नहीं होती बल्कि बढ़ जाती है।' मास्क पहनने से मानव शरीर में एक और बीमारी हो जाती है जिसे 'दा हाइपरकेपनिया'[33] कहा जाता है, यही वह स्थिति है जहाँ हमारे

शरीर में आवश्यकता से अधिक कार्बन डाइऑक्साइड होता है। जिस प्रकार प्राणायाम का अर्थ है शरीर को ऑक्सीजन से भरना, इसका उल्टा हाइपरकेपेनिया है जो शरीर को कार्बन डाइऑक्साइड से भर रहा है।

"हाइपरकेपेनिया विभेदित मानव ब्रोन्कियल उपकला कोशिकाओं में प्रतिरक्षा प्रतिक्रिया, न्यूक्लियोसोम असेंबली और लिपिड चयापय जीन की अभिव्यक्ति को बदल देता है।"

– वैज्ञानिक रिपोर्ट 2018

सवाल उठता है कि मास्क पहनने का यह विचार कहाँ से विकसित हुआ?

यह 130 साल पहले विकसित किया गया था लेकिन वह व्यक्ति कौन है जिसे Mask बनाने का यह विचार मिला?

यह पता चला कि डॉ जोसेफ लिस्टर नाम का एक सर्जन थे। वे 1880 के दशक में एक सर्जन थे और उनकी राय थी कि अगर मास्क पहनते हैं, तो हम संक्रमण से सुरक्षित रहेंगे। लिस्टरिन माउथ वॉश से लगभग हम सभी वाकिफ हैं। यह उत्पाद डॉ जोसेफ लिस्टर के नाम पर आधारित है। इममें से कई लोग मुँह मे खराब बैक्टीरिया या वायरस को मारने के लिए माउथवॉश के रूप में इसका इस्तेमाल करते हैं। इसमें एल्कोहल की मात्रा अधिक होती है वास्तविकता यह है कि यह न केवल हानिकारक बैक्टीरिया को मारता है बल्कि फायदेमंद बैक्टीरिया को भी मारता है जो हमारी म्यूकोसल प्रतिरक्षा को बढ़ाता है।

"अल्कोहल युक्त माउथवॉश के विशेष संदर्भ में मौखिक कार्सिनोजेनेसिस में अल्कोहल की भूमिका"

-ऑस्ट्रेलियन डेंटल जर्नल, 2008

2008 के ऑस्ट्रेलियन डेंटल जर्नल ने एक रिपोर्ट[34] प्रकाशित करते हुए कहा कि यह कैंसर का कारण बनता है। ये दोनों विचार यानी मास्क

पहनना और मुँह कुल्ला करने के लिए उपयोग में आने वाले अन्य (शराब पर आधारित) माउथवॉश, एक ही व्यक्ति - डॉ जोसेफ लिस्टर द्वारा विकसित हुए।

हम बैक्टीरिया और वायरस से घिरे हैं और उनमें से लाखों हमारे शरीर के अंदर रहते हैं। हम उनके साथ सद्भाव में रहते हैं। शरीर से खराब बैक्टीरिया या वायरस या किसी अन्य संक्रमण को बाहर निकालना हमारी प्रतिरक्षा प्रणाली का कर्तव्य है। यह प्रतिरक्षा हर जगह मौजूद है – मुँह, त्वचा और हर जगह। हम अल्कोहल-आधारित माऊथ वॉश के इस्तेमाल से अपने मुँह की प्रतिरोधक क्षमता को मारते हैं और हम अल्कोहल युक्त सैनिटाइजर का उपयोग करके अपने हाथों की प्रतिरोधक क्षमता को मारते हैं। सच्चाई यह है कि माऊथ वॉश और हैंड वॉश दोनों समान हैं क्योंकि दोनों की सामग्री लगभग एक जैसी है और दोनों कैंसर कारक हैं।

ये वे पदार्थ हैं जो वास्तव में प्रतिरक्षा को दबाते हैं और जब हमें अपनी सुरक्षा के लिए लड़ने के लिए प्रतिरक्षा की आवश्यकता होती है, तो ये ऐसे उत्पाद हैं जो इसे कम करते हैं। याद रखें कि जो लोग सैनिटाइज़र और मुँह धोने के लिए या यहाँ तक कि स्वच्छता पर बढ़ावा देने की कोशिश कर रहे हैं वे वास्तव में कैंसर को बढ़ावा दे रहे हैं।

क्या किए जाने की आवश्यकता है? समाधान

'N.I.C.E. - इन्फ्लुएंजा देखभाल विशेषज्ञों का एक नेटवर्क है जिसमें हमारे पास देश भर के लगभग 200 विशेषज्ञ हैं। हम अक्सर बुखार, सिरदर्द या कमजोरी की शिकायतों के साथ रोगियों का सामना करते हैं; वे फ्लू या कोरोनावायरस या यहाँ तक कि इन्फ्लुएंजा से पीड़ित हो सकते हैं लेकिन मूल कारण यह भी हो सकता है कि उन्होंने मास्क को अधिक समय तक पहना हो। एक प्रयोग करते हैं। Oximeter लें और अपने ऑक्सीजन स्तर और अपनी पल्स दर की जाँच करें। इन दोनों चीजों की जाँच करने के बाद, लगभग एक घण्टे के लिए अपना

मास्क पहनें और फिर एक बार, अपने ऑक्सीजन स्तर और नाड़ी जाँच करें। आप पाएँगे कि आपकी पल्स दर में 5 या 7 यूनिट की वृद्धि हुई है। इसका मतलब है कि मास्क पहनने से सीधे आपके दिल पर असर पड़ता है और इसलिए, पल्स दर बढ़ जाती है। ऑक्सीजन स्तर पर मास्क का प्रभाव क्या है? यदि कोई व्यक्ति आधे घण्टे के लिए मास्क पहनता है, तो ऑक्सीजन का स्तर 1% कम हो जाता है। इसकी पुष्टि 2008 में न्यूरोकिरूगिया में प्रकाशित शोध पत्र[35] के माध्यम से की गई है। आप हमेशा स्वयं प्रयोग कर सकते हैं और परिणाम का पता लगा सकते हैं।

हमारे आसपास के क्षेत्र में, हमारे पास बहुत सारे स्वास्थ्य कार्यकर्ता, पुलिसकर्मी, दुकानदार आदि और अन्य लोग हैं, जो अपने कर्तव्य के कारण, लम्बे समय तक लगातार Mask पहन कर रखते हैं। यदि वे Mask नहीं पहनते हैं, तो उन पर गैर-अनुपालन का जुर्माना लगाया जाएगा। जब ऐसे लोग हमसे सम्पर्क करते हैं और हमें बताते हैं कि उनके पास सिरदर्द, बुखार, कमजोरी और साँस लेने में समस्या जैसे लक्षण हैं, COVID-19 जैसे लक्षण है, तो हम जानते हैं कि मास्क पहनने से भी वही समस्याएँ होती है। ऐसे रोगियों के निदान से पता चलता है - कम ऑक्सीजन संतृप्ति स्तर, पल्स दर और तापमान में वृद्धि।

ऐसे रोगियों में ऑक्सीजन का कम संतृप्ति स्तर, पल्स दर में वृद्धि के कारण निमोनिया का कारण बन सकता है; वे हृदय आघात का सामना कर सकते हैं और उच्च तापमान के कारण वे बुखार और कमजोरी महसूस कर सकते हैं। हालांकि तापमान केवल आधा डिग्री बढ़ जाता है, लेकिन आधा डिग्री अधिक अवधि के लिए बढ़ी हुई स्थिति में रहेगा, जो अत्यधिक जोखिम भरा हो सकता है।

SYMPTOM	COVID-19	MASK
Headache	√	√
Breathing difficulty	√	√
Weakness	√	√
DIAGNOSIS		
Oxygen	↓	↓
Pulse	↑	↑
Temperature	↑	↑

यहाँ मै इस तथ्य को दोहराना चाहूँगा कि मास्क पहनने और साँस लेने से शरीर के तापमान में लगभग आधा डिग्री की वृद्धि होती है। यहाँ संबंध शरीर के थर्मोरेग्यूलेशन से है। 'मानव थर्मोरेग्यूलेशन पर फेस मास्क का प्रभाव', यह लेख हाल ही में 'द एनल्स ऑफ ऑक्युपेशनल हाइजीन 2020' मे प्रकाशित हुआ है। आर्टिकल[36] को पढ़ने पर आप समझेंगे कि मस्तिष्क, जो पूरे शरीर के तापमान को नियंत्रित करता है, मास्क पहनने के कारण परेशान हो जाता है; परिणामस्वरूप, शरीर का तापमान आधे डिग्री तक बढ़ जाता है। हालाँकि, आधी डिग्री बहुत ही हल्की वृद्धि है लेकिन यह अधिक समय तक बनी रहती है।

यह लम्बे समय तक होने वाली वृद्धि मानव शरीर के लिए काफी खतरनाक हो सकती है। यदि आपके पास फ्लू जैसे लक्षण हैं, तो वे कोरोनावायरस या इन्फ्लुएंजा के लक्षण नहीं हो सकते है; वास्तव में, वे आपके शरीर में ऑक्सीजन की कमी के कारण होते हैं।

यदि आपके आसपास कोविड-19 या कोरोना जैसे लक्षण दिखने वाले लोग हैं, तो आप उन्हें इस बात से अवगत करा सकते हैं कि उनके इन

लक्षणों का कारण 'मास्क पहनना' भी हो सकता है। इसके साथ ही आप उन्हें '3 Step Flu diet' follow करने के लिए प्रेरित कर सकते हैं। यदि वे अविश्वास व्यक्त करते हैं तो आप उन्हें हमारा Helpline No. दे सकते हैं।

और यदि आपमें से जो लोग MBBS, BHMS, BMS या स्वास्थ्यकर्मी हैं तो मैं आप सभी को हमारे N.I.C.E. Initiative से जुड़ने तथा मदद करने के लिए आमंत्रित करता हूँ।

आप हमारी Website : www.biswaroop.com/expert के द्वारा हमसे जुड़ सकते हैं। आपको एक special training दी जाएगी ताकि आप आसानी से influenza कोविड-19 के मरीजों को handle कर सकें।

आप अपने पूर्व ज्ञान / विद्या / अनुभव के आधार पर हमारे अभियान का हिस्सा बन सकते हैं और इस प्रकार हम मिलकर समाज में कोरोना / कोविड-19 / influenza के रोगियों को ठीक करने में मदद कर सकते हैं।

संदर्भ

इस अध्याय से संबधित **video and references** के लिए
www.biswaroop.com/nicebook लिंक पर जाएँ

ILI / COVID-19 का आपातकालीन प्रबंधन

("N.I.C.E. प्रैक्टिशनर के लिए प्रशिक्षण" पर आधारित
29 जून, 2020 को आयोजित)

ILI / COVID-19 का आपातकालीन प्रबंधन

1. श्वास प्रबंधन
2. खांसी प्रबंधन
3. बुखार प्रबंधन
4. उल्टी होना
5. मतली
6. अत्यधिक कमजोरी
7. दस्त

फ्लू / इन्फ्लुएंजा / ILI / COVID-19 का प्रबंधन करते समय सबसे महत्त्वपूर्ण बात यह है कि श्वास, खांसी, बुखार, उल्टी, मतली और अत्यधिक कमजोरी जैसे निम्नलिखित लक्षणों का प्रबंधन किया जाता है। ऐसी स्थिति में, मरीज घबरा सकते हैं; हमें उन्हें याद दिलाना होगा कि उन्हें थोड़ा धैर्य रखने की जरूरत है। हमें उनसे केवल दो चीजें पूछने की जरूरत है: तापमान तथा ऑक्सीजन स्तर (SpO2) (Oximeter का उपयोग करके जांच सकते हैं)। जब तक तापमान 102°F है, तब तक ठीक है। यदि ऑक्सीजन का स्तर ≥88% है, तो यह आरामदायक है।

श्वास प्रबंधन के साथ शुरू करते हैं। ब्रीदिंग मैनेजमेंट अर्थात श्वास प्रबंधन का मतलब है कि व्यक्ति को साँस लेने में कठिनाई हो रही है। ऐसे व्यक्ति के लिए हम अस्पताल में स्थापित ऑक्सीजन देने के बारे में सोचते हैं। यदि साँस लेने में कठिनाई बनी रहती है तो हम यांत्रिक वेंटीलेटर के बारे में सोचते हैं। ऑक्सीजन सिलेंडर या ऑक्सीजन थेरेपी, चिकित्सा उद्योग में सबसे खराब धोखाधड़ी है। क्यों?

क्योंकि आपके शरीर को ऑक्सीजन लेने के लिए डिज़ाइन नहीं किया गया है। आपके शरीर को हवा से बनाया गया है जिसमें केवल 21% ऑक्सीजन है और बाकी नाइट्रोजन और अन्य गैसें हैं। यह एक महत्त्वपूर्ण चीज है, जिसे आपको ध्यान में रखना चाहिए।

उदाहरण के लिए, आपके पास पेट्रोल या डीजल कार है। पेट्रोल या डीजल के बजाए, आप अधिक शुद्ध और महँगा ईंधन डालते हैं, जो कि जेट ईंधन है, क्या आपको लगता है कि कार चलेगी? जवाब है नहीं।

आपकी कार को पेट्रोल / डीजल के लिए डिज़ाइन किया गया है। यहाँ तक कि अगर आप बेहतर प्रकार का ईंधन डालते हैं, तो भी यह काम नहीं करेगा। इंजन क्षतिग्रस्त हो जाएगा। इसी तरह, आपके शरीर को लंबे समय तक या एक मिनट के लिए भी ऑक्सीजन को साँस लेने के लिए डिज़ाइन नहीं किया गया है। यह आपके शरीर को नुकसान पहुँचाने वाला है।

यह सोच ही गलत है कि ऑक्सीजन थेरेपी एक व्यक्ति की मृत्यु दर / रूग्णता को कम कर सकती है। जब से इस दुनिया में ऑक्सीजन थेरेपी शुरू की गई थी, तब से एक भी सबूत नहीं आया है, जो बताता है कि ऑक्सीजन थेरेपी जीवन प्रत्याशा को बढ़ा सकती है या किसी व्यक्ति के जीवन को बचाने में मदद कर सकती है। कोई शक नहीं, ऑक्सीजन थेरेपी प्रदान करने पर, एक व्यक्ति को प्रारंभिक आराम मिल सकता है लेकिन अगर आपको लगता है कि यह आपके जीवन काल

को बढ़ाने वाला है, और यह रूग्णता (Mortality) को कम करने में मदद करने वाला है; यह बीमारी को ठीक करने में आपकी मदद करने वाला है, इसका कोई सबूत नहीं है।

मै आपको सबूत दिखाने जा रहा हूँ और फिर आप विश्वास करेंगे कि कोक्रेन सिस्टमैटिक रिव्यू-वन सबूत है, जिस पर मुझे सबसे ज्यादा भरोसा है और मैं अक्सर इस बारे में बात करता हूँ। कोक्रेन एक संगठन है जो किसी भी दवा कंपनी से कोई दान नहीं लेता है। उन्होंने एक मेटा विश्लेषण[37] किया – सभी प्रकार के विश्लेषणों से उच्चतम। कोक्रेन के अनुसार, लोगों के दो समूहों को ले जाया गया एक को ऑक्सीजन की उच्च सांद्रता दी गई थी और दूसरे को ऑक्सीजन की कम सांद्रता दी गई थी। जिन लोगों को उच्च सांद्रता दी गई थी, उन्हें अधिक नुकसान हुआ; कम सांद्रता प्राप्त करने वालों को कम नुकसान हुआ। इसलिए ऑक्सीजन की कम सांद्रता बेहतर है।

Higher v/s Lower Oxygen

Higher versus lower fraction of inspired oxygen or targets of arterial oxygenation for adults admitted to the intensive care unit

Cochrane Systematic Review – 27 November 2019

यदि आप एक प्रश्न पूछते हैं कि ऑक्सीजन लेना या आक्सीजन नहीं लेना – क्या बेहतर है? ऑक्सीजन नहीं लेना बेहतर है। यह सन्दर्भ[38] अस्पताल में स्थापित ऑक्सीजन सिलेंडर से है जो कुछ प्रारंभिक आराम प्रदान कर सकता है लेकिन यह चीज आप घर पर एक हाथ से पकड़े जाने वाले पंखे के साथ प्राप्त कर सकते हैं। उपाय बहुत ही सरल है। लगभग हर घर में हाथ से पकड़े जाने वाला पंखा उपलब्ध है। आपको बस इसे मरीज की नाक के सामने रखना है। पंखे

को चालू करें और पंखे से मरीज की नाक में हवा फैंकी जाएगी। यदि रोगी 5 मिनट के लिए अपनी नाक के सामने पंखे को पकड़ सकता है तो उसे उसी तरह का आराम मिलेगा जो उसे अस्पताल में ऑक्सीजन थेरेपी के साथ मिला होगा। यह ऑक्सीजन के दुष्प्रभाव के बिना होगा जो शरीर में ऑक्सीजन विषाक्ता का कारण बनता है। ऑक्सीजन थेरेपी की तुलना में एक हाथ से पकड़े जाने वाला पंखा बहुत बेहतर है।

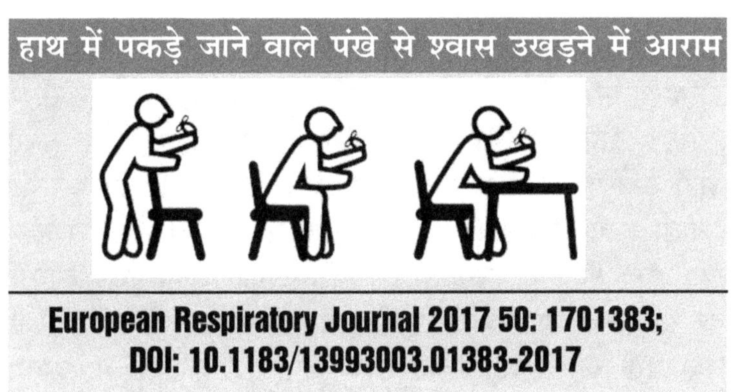

European Respiratory Journal 2017 50: 1701383;
DOI: 10.1183/13993003.01383-2017

लांसेट शीर्ष (top) पाँच पत्रिकाओं में से एक है। एक लेख में लांसेट में प्रकाशित किया गया है, इसे एक उच्च शोध पत्र माना जाता है। यह एक डबल-ब्लाइंड रैंडमाइज़्ड कंट्रोल ट्रायल है और यहाँ शोधकर्ताओं ने दो groups के लोगों की तुलना की, जो एक ही तरह की तीव्रता से साँस की तकलीफ से पीड़ित थे। एक समूह को ऑक्सीजन दिया गया और इस तरह दूसरे समूह को एक पंखा दिया गया और उसे अपनी नाक से छह इंच दूर रखने को कहा गया। उन्हें पंखे की हवा से साँस लेने को कहा गया। इन उपचारों के 5 मिनट के बाद लोगों के दोनों समूहों को एक ही तरह का आराम मिला। इस प्रकार यह स्पष्ट रूप से प्रामाणिक है कि यह पंखा ऑक्सीजन सिलेंडर के समान काम कर सकता है। यह पंखा ऑक्सीजन सिलेंडर की तुलना में बहुत सस्ता (लगभग 200 रुपए) है जो घर पर उपलब्ध नहीं है और जिसके लिए हम अस्पताल पर निर्भर हैं।

अस्पताल के अधिकारी उनके व्यवसाय के बुरी तरह प्रभावित होने के डर से यह कभी नहीं कहेंगे कि यह पंखा ऑक्सीजन सिलेंडर से बेहतर है। तो 95% रोगियों के लिए, जो साँस फूलने की शिकायत करते हैं, यदि आप उन्हें इस तरह से पंखा पकड़ने के लिए कहें और इस मुद्रा में बैठें (थोड़ा आगे झुक कर और फिर पंखे को उनकी नाक से छह इंच दूर रखते हुए) तो उन्हें उतना ही आराम मिलेगा, जितना उन्हें ऑक्सीजन सिलेंडर से मिला होगा। कोई ऊपरी समय सीमा नहीं है और वे आराम पाने तक पंखे को पकड़ सकते हैं। मेडिकल पत्रिकाओं में इसके बारे में बताया गया है पर कभी आम जनता को नहीं बताया गया। अगर हम लोग इस सच को जान लेंगे तो उन्हें ऑक्सीजन सिलेंडर की जरूरत नहीं रहेगी। ऐसा करने से आप अपने रोगियों की 95% समस्याओं को हल करने में सफल होंगे। 5% लोग शेष हैं, जिन्हें आधे घण्टे या उससे अधिक समय तक पंखा रखने के बावजूद राहत नहीं मिलेगी। वे मरीज जिन्हें वास्तविक समस्या हो सकती है। इस समय, आप SpO2 Oximeter की मदद से उनके SpO2 यानी ऑक्सीजन Saturation स्तर की जांच कर सकते हैं। यदि रीडिंग $\geq 88\%$ है, तो इसका मतलब है कि यह एक वास्तविक समस्या है – अनियंत्रित श्वास-प्रश्वास का मतलब है कि यह वास्तविक आपातकाल है और अस्पताल में जाने पर, वे मैकेनिकल वेंटीलेटर पर रखे जाते हैं। मैकेनिकल वेंटीलेटर क्या है और इसका विकल्प क्या है? वैकल्पिक वेंटीलेटर मैकेनिकल वेंटीलेटर के समान परिणाम नहीं देगा लेकिन मैकेनिकल वेंटीलेटर की तुलना में बेहतर परिणाम होगा।

श्वास (आपातकालीन प्रबन्धन)	
अस्पताल	घर
ऑक्सीजन सिलेंडर ↓ मैकेनिकल वेंटीलेटर	हाथ में पकड़ा जाने वाला पंखा ↓ प्रोन वेंटीलेटर

रोगी को आधे घण्टे के लिए प्रोन (Prone) वेंटिलेशन पर रखें और फिर से SpO2 की जांच करें और आप इसे ≥ 90% पाएँगे और रोगी भी बेहतर महसूस करना शुरू कर देगा।

प्रोन (Prone) वेंटिलेशन पर ध्यान केंद्रित करने से पहले, मैं आपको बता दूँ कि मैकेनिकल वेंटीलेटर से क्यों बचें।

मैकेनिकल वेंटिलेटर – कुछ बहुत विशाल, बहुत वैज्ञानिक दिखता है, कुछ बहुत ही आशाजनक, कुछ इस तरह से बहुत ग्लैमरस लगता है कि यह बहुत महँगा है और हर कोई इसका खर्च नहीं उठा सकता। यह अस्पताल का एक स्टेटस सिंबल है – एक व्यक्ति को लगता है कि यह आधुनिक है-अस्पताल में एक व्यक्ति को बचाने की अधिक क्षमता रखता है लेकिन यह सब ग्लैमर है।

एक वेंटीलेटर का मतलब है कि एक पाइप आपकी नाक और मुँह से फेफड़ों और पेट तक जाता है। यह फीडिंग नाक में पाइप के जरिए की जाती है और मुँह से हवा फेफड़ों में जाती है। इसका मतलब है कि व्यक्ति पूरी तरह से पाइप पर निर्भर है जैसा कि आगे चित्र में दिखाया गया है।

जब शरीर में बहुत सारी पाइप जाती हैं, तो वे कई रोगों को जन्म देते हैं। यह देखा गया है कि दस रोगियों में से नौ, जिन्हें वेंटीलेटर पर रखा गया है, वे कभी वेंटीलेटर से वापस नहीं आते हैं। वे मर जाते हैं। एक मरिज वेंटीलेटर की वजह से नहीं बचता है, लेकिन वह वेंटीलेटर

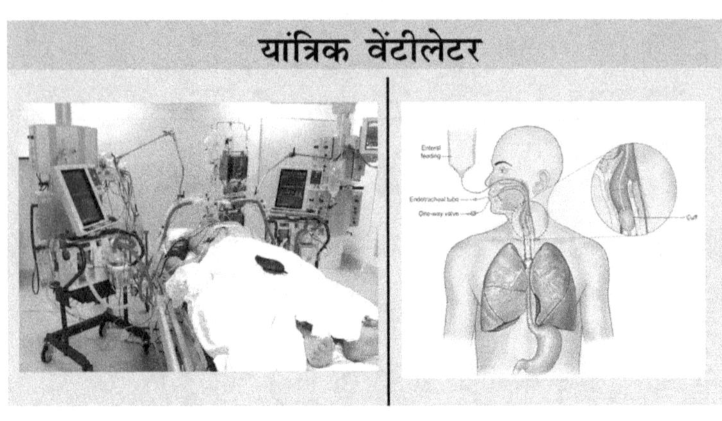

वेंटीलेटर पर रखे गए दस कोविड-19 रोगियों में से 9 मारे गए

अप्रैल 23,2020   लाइव साइंस

पर रखे जाने के बावजूद बच जाता है। तो, रोगी भाग्यशाली या बेहद बदकिस्मत हो सकता है। बदकिस्मत इसलिए क्योंकि वेंटीलेटर पर रखना बहुत दर्दनाक है; दूसरी बात यह है कि जो लोग बाहर निकलते हैं वे दयनीय स्थिति में होते हैं और अगले 2-3 महीनों के भीतर मर जाते हैं और फिर भी जो लोग बच जाते हैं उन्हें मरने तक लकवा मार जाता है। ऐसा क्यों है?

जब मरीज वेंटीलेटर पर होते हैं, तो उन्हें VALI (वेंटिलेटर एसोसिएटेड लंग इंजरी) मिलता है। वेंटीलेटर के माध्यम से, फेफड़ों पर ऑक्सीजन को एक विशेष गति से लेने पर मजबूर किया जाता है। चूंकि हमारे शरीर को किसी भी गति से ऑक्सीजन की धारा लेने के लिए डिज़ाइन नहीं किया गया है, यह तुरंत फेफड़ों को नुक्सान पहुँचाता है, जो पहले से ही समझौता कर रहे थे। दूसरे वेंटीलेटर पर रखने से ऑक्सीजन की विषाक्तता होती है। जैसा कि पहले कहा गया है, हमारे शरीर को शुद्ध ऑक्सीजन को लेने के लिए डिज़ाइन नहीं किया गया है, लेकिन वेंटीलेटर के माध्यम से ऑक्सीजन को शुद्ध रूप में दिया जाता

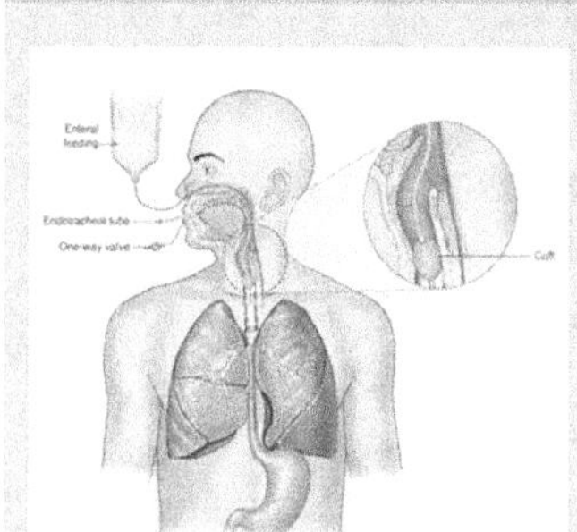

है। गति और ऑक्सीजन की शुद्धता एक साथ न्यूरो क्षति का कारण बनती है। मस्तिष्क और फेफड़े जो एक दूसरे के साथ मेल खाते हैं और एक दूसरे के साथ मिलकर काम करते हैं, व्यक्ति को वेंटिलेटर पर रखने के बाद एक-दूसरे के साथ संबंध खो देते हैं। नतीजतन, व्यक्ति अपनी याद्दाश्त और सरल कौशल खो देता है जैसे दांतों को ब्रश करना, शौचालय जाना, भोजन करना, गिलास पकड़ना आदि। वह एक छोटे बच्चे की तरह हो जाता है और उसे इन सभी कौशलों को दोबारा सीखने की आवश्यकता होती है। चरम मामलों में व्यक्ति VAP (वेंटिलेटर एसोसिएटेड न्यूमोनिया) से पीड़ित होता है। इसे समझने की कोशिश करें। जब आपके शरीर में बहुत सारे पाइप जाते हैं, तो बैक्टीरिया और वायरस पाइप के माध्यम से यात्रा करते हैं और फेफड़ों के अंदरूनी हिस्से में एक जगह पर कब्जा कर लेते हैं। इसे वेंटिलेटर एसोसिएटेड न्यूमोनिया कहा जाता है और जब व्यक्ति की मृत्यु हो जाती है, तो वह निमोनिया से मरता है, इन्फ्लुएंजा से नहीं, लेकिन दुर्भाग्य से, इसे कोरोना मौत के रूप में वर्गीकृत किया गया है। इस प्रकार ये ऐसी बीमारियाँ हैं जो एक मरीज को तब मिलती हैं जब उसे मैकेनिकल वेंटीलेटर पर रखा जाता है।

Role of Bacteria as a cause of death in Pandemic Influenza

J Infect Dis. 2018 October 1; 198(7): 962-970. doi: 10.1086/591708

The Solution : प्रोन वेंटिलेशन

जब भी कोई व्यक्ति अस्पताल में भर्ती होता है और दवा या वेंटिलेटर पर होता है और मर जाता है, तो मौत वायरस के कारण होने वाली निमोनिया के कारण नहीं होती है बल्कि बैक्टीरिया के कारण होने वाले निमोनिया से होती है। वायरस बैक्टीरिया के लिए रास्ता बनाता है। मैं जिस बात पर जोर देने की कोशिश कर रहा हूँ, वह यह है कि अगर वायरस लंबे समय तक शरीर में रहता है, तो यह विशेष रूप से वेंटिलेटर के माध्यम से बैक्टीरिया के लिए रास्ता बनाता है। बैक्टीरिया पाइप के माध्यम से यात्रा करते हैं और फेफड़ों में जाते हैं, जिसमें कई छोटे गुब्बारे जैसे होते हैं एल्वियोली। ये थैलियां ऑक्सीजन से भरी होती है और गैसों का आदान-प्रदान यहाँ होता है। अब जीवाणु इन थैलियों पर कब्जा कर लेते हैं और उन्हें तरल से भर देते हैं जिससे साँस फूल जाती है।

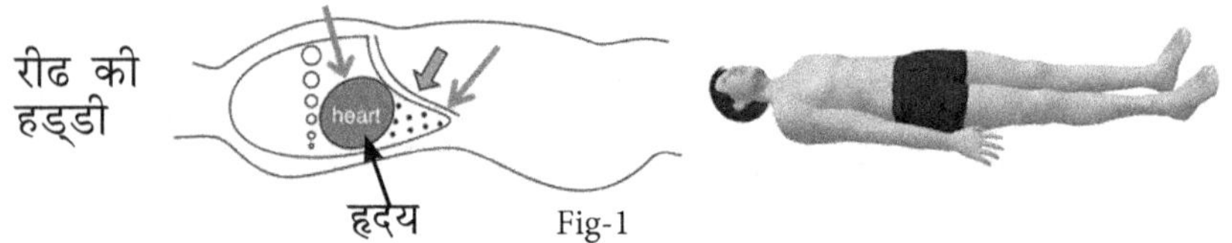

हम आम तौर पर इस तरह लेटते हैं (चेहरा ऊपर रखते हुए)। छोटे डॉट्स थैली / वायुकोशिका का प्रतिनिधित्व करते हैं, जो संख्या में लगभग 50 करोड़ हैं। इस स्थिति में, हृदय का गुरूत्वाकर्षण दबाव और पेट का गुरूत्वाकर्षण दबाव फेफड़ों के कोने पर स्थित होता है और इसके परिणामस्वरूप, गुब्बारे आकार में सिकुड़ जाते हैं, जिससे फेफड़ों की लगभग 20% क्षमता कम हो जाती है। एक स्वस्थ मनुष्य के फेफड़ों की क्षमता में 20% की कमी का कोई प्रभाव नहीं पड़ता है, लेकिन जब कोई बीमार होता है (20% से समझौता किया जाता है), तो यह उसे बुरी तरह प्रभावित करता है। यदि हम हृदय और पेट के गुरूत्वाकर्षण दबाव को दूर कर सकते हैं, तो हम उस 20% का उपयोग कर सकते हैं।

इसके लिए, हमें आसन बदलने की आवश्यकता है, इसे (Prone) प्रोन स्थिति या प्रोन वेंटिलेशन कहा जाता है। जैसा कि आप Fig.-2 में देख सकते हैं।

छोटे गुब्बारे आकार में बड़े हो जाते हैं और इससे फेफड़ों की क्षमता लगभग 20% बढ़ जाती है और यही जीवन और मृत्यु के बीच की दूरी है। वह व्यक्ति, जो पहले मृत्यु के कगार पर था, अब बच गया।

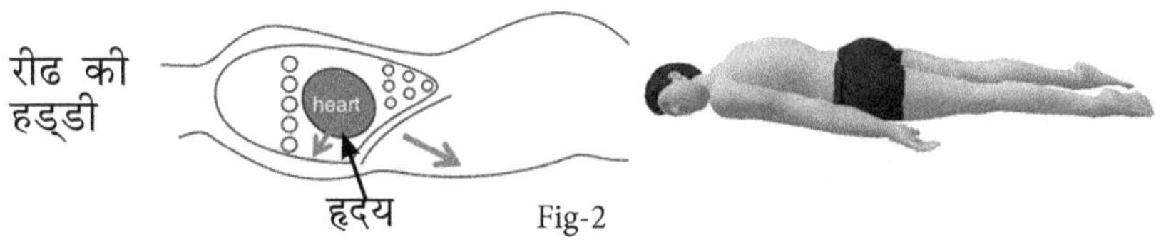

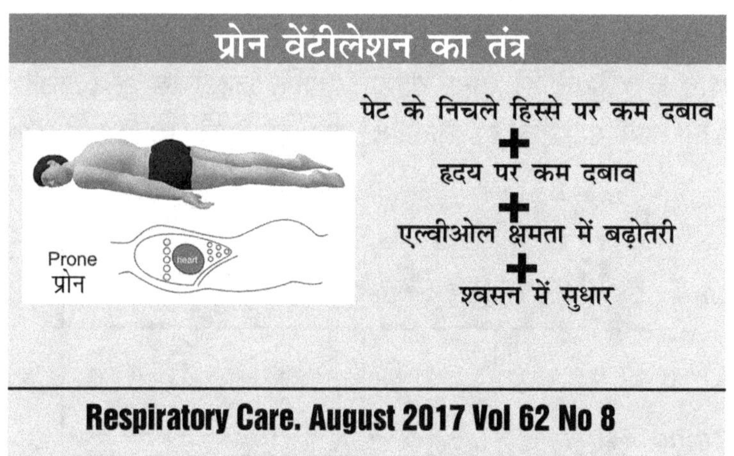

प्रोन वेंटिलशन 1970 के दशक से अभ्यास में है। पिछले एक दशक में, जब मैकेनिकल वेंटीलेटर लोकप्रिय हो गया, प्रोन वेंटिलेशन (Prone Ventilation) और अन्य ऐसी चीजों को यांत्रिक वेंटीलेटर की बिक्री को बढ़ावा देने और भौतिक लाभ के लिए दरकिनार कर दिया गया। मैकेनिकल वेंटीलेटर की तुलना में प्रोन वेंटिलेशन का कोई साइड इफेक्ट नहीं है। यांत्रिक वेंटीलेटर के चार खतरनाक साइड इफेक्ट होते हैं

जिसके परिणामस्वरूप दस में से नौ मौतें होती हैं। 15 मई, 2020 को अमेरिकन मेडिकल एसोसिएशन के जर्नल में, शोधकर्ताओं ने 500 या अधिक COVID-19 रोगियों की जांच की, जिन्हें प्रोन वेंटिलेशन पर रखा गया था, एक तरफ मैकेनिकल वेंटीलेटर है, जो बहुत महंगा और दर्दनाक है और अधिकांश मौतों का कारण बनता है और दूसरी तरफ, प्रोन वेंटिलेशन है जो घर पर किया जा सकता है और इसका कोई साइड इफेक्ट नहीं है और इलाज की दर विशेष रूप से COVID-19 रोगियों के लिए 100% है।

निष्कर्ष के रूप में, जब आप किसी व्यक्ति को प्रोन वेंटिलेशन पर डालते हैं, तो पेट के साथ-साथ हृदय का दबाव कम होता है, वहाँ एल्वियोली क्षमता बढ़ जाती है और इस प्रकार श्वास में सुधार होता है। यह सब लगभग आधे घण्टे में होने की उम्मीद है। यहाँ जरूरी यह है कि रोगी को एक दिन में कम से कम 12 घण्टे के लिए प्रोन वेंटिलेशन की स्थिति में होना चाहिए क्योंकि वह जिस क्षण उठता है, श्वास की समस्या शुरू हो जाती है। वह हर घण्टे 10-15 मिनट का

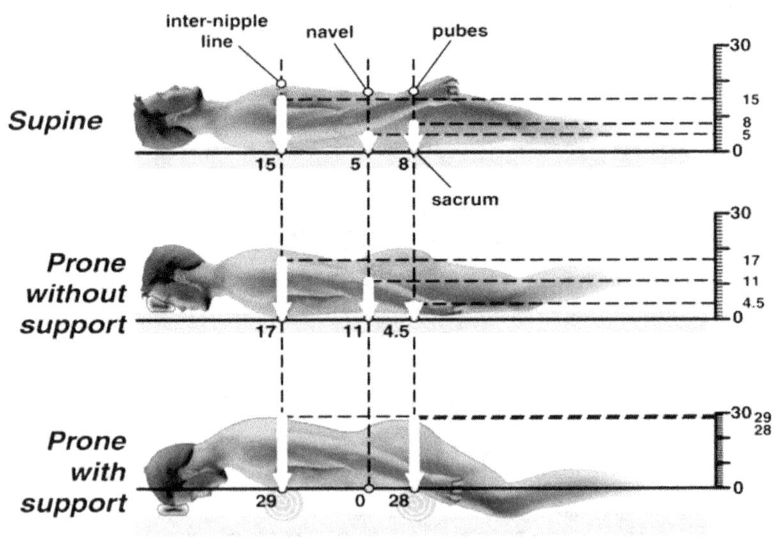

Chiumello et al., 2006 https://www.ncbi.nlm.nih.gov/pubmed/16764731

ब्रेक ले सकता है। ब्रेक के दौरान, वह अपने शरीर को स्थानांतरित कर सकता है और किसी भी मुद्रा में हो सकता है।

प्रोन वेंटिलेशन स्थिति को रोगी के लिए आरामदायक बनाने के लिए, चित्र में दिखाए अनुसार तकिया रखा जा सकता है, क्योंकि कुछ लोगों का पेट बड़ा होता है। बड़ा पेट फेफड़ों को संकुचित कर सकता है जिसके परिणामस्वरूप आपको 20% का लाभ नहीं मिल सकता है। तकिये को कैसे समायोजित किया जाए यह रोगी के आराम स्तर से तय किया जा सकता है। स्थाई लाभ पाने के लिए रोगी को कई घण्टों तक इस स्थिति में रहने के लिए प्रेरित करें। इस तरह से कोई व्यक्ति साँस लेने की आपातकालीन समस्याओं का प्रबंधन कर सकता है।

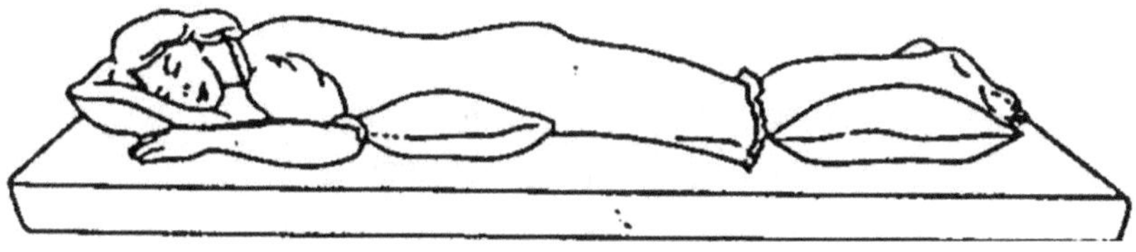

मैं दोहराता हूँ कि अस्पताल में स्थापित ऑक्सीजन सिलेंडर और मैकेनिकल वेंटीलेटर के लिए कोई सबूत नहीं है कि ये लोगों के जीवन को बचाते हैं, जबकि यांत्रिक सिलेंडर के बजाए इस्तेमाल कराए जा रहे पंखे और मैकेनिकल वेंटीलेटर के बजाए प्रोन (Prone) वेंटिलेशन के पक्ष में बहुत सारे सबूत हैं। इन साक्ष्यों में स्पष्ट रूप से कहा गया है कि घर पर तैयार एक सेट साइड इफेक्ट्स से रहित है और इससे बचने की संभावना बढ़ जाती है; मृत्यु दर की संभावना, वास्तव में कम हो जाती है। तो एक मरीज घर की सेटिंग में सुरक्षित है। उसे अस्पताल जाने की सलाह न दें क्योंकि इससे उसके बचने की संभावना घट जाएगी।

अनियंत्रित खांसी का प्रबंधन

यदि कोई व्यक्ति तीन दिन के फ्लू आहार के साथ-साथ अनियंत्रित

खांसी की शिकायत करता है, तो हल्दी चिकित्सा शुरू करें। रोगी को दिन में तीन बार हल्दी (कच्ची और ताजी) के छोटे टुकड़े (5 ग्राम) का सेवन नाश्ते से पहले, दोपहर के भोजन से पहले और रात के खाने से पहले करने को कहें। आम तौर पर, हम चौथे दिन कच्ची / ताजी हल्दी की सलाह देते हैं जब रोगी DIP आहार पर होता है। यदि रोगी को आराम नहीं मिलता है, तो कच्ची / ताजी हल्दी की खुराक को दोगुना करें यानी कच्ची हल्दी के तीन टुकड़ों के बजाय, उसे कच्ची हल्दी के टुकड़े दिन में छह बार दें। 2-3 दिनों के समय में खांसी का प्रबंधन किया जा सकता है। इस बीच, मरीज को धैर्य न खोने के लिए प्रेरित करें। उनकी समस्याएं जल्द ही कम हो जाएंगी।

अनियंत्रित खांसी प्रबंधन

हल्की की खुराक दुगनी कर दें
(दी गई डाइट के साथ दिन में छह बार लें)

बुखार प्रबंधन

जब तक तापमान $\geq 102^0$ F है, तब तक चिंता करने की कोई आवश्यकता नहीं है। यदि तापमान 102^0 F को पार कर जाता है, तो 15 मिनट के लिए ठंडा सेक और ठंडी हवा में जाएँ। यदि रोगी कांपने लगे तो प्रक्रिया को रोक दें। आधे घण्टे के अंतराल के बाद, प्रक्रिया को दोहराएं - ठंडा सेक और 15 मिनट के लिए ठंडी हवा। यदि वह कंपकंपी शुरू कर देता है या तापमान नीचे आता है, प्रकिया को रोक दें। कभी-कभी तापमान 103^0 F -104^0 F होता है, इससे घबराएँ नहीं। एंटी-पायरेटिक दवाओं के सेवन से बचें, जो तापमान को कम कर सकते हैं लेकिन दौरे की संभावना को कम नहीं करते हैं जो अन्यथा तापमान में वृद्धि का कारण हो सकता है। इस बात का कोई सबूत नहीं है कि पैरासिटामोल / एंटीपीयरेटिक ड्रग्स किसी व्यक्ति को लंबा जीवन

जीने में मदद कर सकती है या यह दौरा पड़ने से बचने में मदद कर सकती हैं। यहाँ तक कि अगर तापमान बहुत अधिक हो जाता है, तो घबराएँ नहीं क्योंकि हमारे शरीर की अपनी होमोस्टेसिस है और तापमान को खतरनाक रूप से अधिक नहीं होने देगा। यह जानता है कि किस तापमान पर वायरस को मारा जा सकता है। तो वायरस से छुटकारा पाने के लिए शरीर का अपना तंत्र है। अपनी ओर से, ठण्डा सेक और ठंडी हवा प्रदान करते रहें और तीन दिन फ्लू आहार का पालन करना जारी रखें। ILI / फ्लू के रोगियों के प्रबंधन के मेरे पिछले 12 वर्षों में, यह एक बार भी नहीं हुआ है, जब इस रणनीति के साथ तापमान को नियंत्रित नहीं किया जा सका।

उल्टी का प्रबंधन

यदि रोगी को उल्टी की शिकायत है, तो उसके खाने और पीने को 4 घण्टे तक रोक दें। अगर जरूरत हो तो साधारण पानी या नारियल पानी दिया जा सकता है। उल्टी एक आरामदायक बात नहीं हो सकती है लेकिन यह बुरी भी नहीं है। यह शरीर में कुछ संक्रमण का एक संकेत है जिससे शरीर छुटकारा पाना चाहता है। घबराएँ नहीं। शान्ति बनाए रखें। उल्टी से कोई नहीं मरता। रोगी को आराम देने की कोशिश करें।

मतली और कमजोरी

यह देखा जाता है कि कई लोग कमजोरी महसूस करने या मतली आने पर घबरा जाते हैं। याद रखें, कोई भी कमजोरी या मतली के कारण मरने वाला नहीं है; इसमें कोई स्थाई क्षति भी नहीं होगी। रोगी को दिन में 3-4 बार ताजा अदरक का एक छोटा टुकड़ा देकर आराम दें। अदरक शक्ति प्रदान करता है। यदि रोगी ऐसा करने से इंकार करता है, तो अदरक को मसल दें और इसको पानी में उबालें। इसमें थोड़ा नींबू और थोड़ा शहद मिलाएँ। रोगी को इसे सिप करने के लिए कहें। उसे

शक्ति और उर्जा मिलेगी। तापमान कम हो जाने पर, वह सभी समस्याओं से छुटकारा पा लेगा।

दस्त

यह देखा गया है कि कभी-कभी रोगी 3 दिन फ्लू आहार का पालन करते हुए मोशन/दस्त का अनुभव करते हैं। यदि दस्त 6-7 से अधिक बार होती है; तो रोगी को खट्टे फलों का रस (यदि वह 3 दिन फ्लू आहार पर है) या फल और सलाद (यदि वह डीआईपी आहार पर है) का सेवन बंद कर देना चाहिए और नारियल के पानी को तब तक लेना चाहिए जब तक कि दस्त कम न हो जाएँ या पूरी तरह बंद न हो जाएँ।

संदर्भ

इस अध्याय से संबधित **video and references** के लिए
www.biswaroop.com/nicebook लिंक पर जाएँ

महाराष्ट्र सरकार कोविड केंद्र के साथ तीन चरणयुक्त फ्लू आहार अध्ययन

72 घंटे में कोविड-19 का इलाज!

विशेष रूप से जब व्यक्ति सह-रूग्ण स्थिति (Co-morbidity) के साथ एक वरिष्ठ नागरिक हो और गंभीर निमोनिया के साथ इलाज के लिए लाया जाए............ तो यह बेतुके सपने के बजाए एक असंभव कदम लगता है। हालांकि, हमारे सलाहकार और एन.आई.सी.ई. चिकित्सक डॉ. नीलेश पाटिल और डॉ. पल्लवी पाटिल इसे असंभव से संभव बना सके।

यह कहानी महाराष्ट्र सरकार, जलगाँव Covid-19 केंद्र के अधिकारियों द्वारा '3 चरण फ्लू आहार' के साथ Covid-19 रोगियों के इलाज की अनुमति देने के साथ शुरू होती है। उन्हें चार रोगियों के इलाज की अनुमति इस शर्त पर मिली कि रोगियों के लिए आवश्यक आहार का भुगतान डॉ. नीलेश और उनकी टीम द्वारा किया जाएगा। 9 जुलाई, 2020 को, डॉ. नीलेश और डॉ. पल्लवी पाटिल ने रोगियों को अपने निरीक्षण में लिया, उनमें से दो निमोनिया और सह-रूग्ण स्थितियों से गंभीर रूप से बीमार थे और बाकी दो मध्यम स्थिति में थे। 3 चरण फ्लू आहार का पालन करने के 72 घण्टों के अंत तक, सभी को कोविड-19 के सभी लक्षणों से राहत मिली और उनमें से तीन ने कोविड-19 के लिए नकारात्मक परीक्षण किया, जिसमें सह-रूग्ण स्थितियों के साथ गंभीर रूप से बीमार दोनों वरिष्ठ नागरिक शमिल हैं। कृपया जलगाँव जिला कोविड केंद्र द्वारा जारी सारांश पत्र देखें।

तीन चरणयुक्त फ्लू आहार के 72 घण्टों के बाद परिणामः

- 100% रोगियों को सभी लक्षणों से राहत मिली।

- 75% रोगियों ने कोविड-19 के लिए नकारात्मक परीक्षण किया।

महाराष्ट्र शासन 🦁 आरोग्य सेवा

ग्रामिण रुग्णालय, पाचोरा, ता.पाचोरा जि.जळगांव

कार्यालय :०२५९६ –२४०१००	कार्यालय वैद्यकिय अधिक्षक वर्ग–१ यांचे कार्यालय ग्रामिण रुग्णालय पाचोरा पाचोरा, ता पाचोरा ४२४ २०१.
आरोग्य सेवा	जा.क्र.ग्रारुपा/ /२० दिनांकः- / /२०२०

I, Dr. Amit Salunkhe, Medical Superintendent – Rural Hospital Pachora, certifying this report on the request of Dr. Nilesh Patil who had been permitted to undertake COVID -19 patients for Natural Therapy, under the permission granted by District Collector, Jalgaon Mr. Dr. Avinash Dhakne during his visit to COVID Centre ITI Bhadgaon on 7th June 2020.

Maharashtra , District - Jalgaon, Tehsil - Pachora / Bambrud (Govt. Covid-19 Care Centre) admitted on 9th June

Under Supervision/NICE Team - Dr. Nilesh Patil (MBBS-Ortho Surgeon / Dr. Pallavi Patil (MBBS-Radiologist))

- ❖ 1st Positive Test Report came out – 1 Patient- 8th June/3 Patient-7th June)
- ❖ Handover to NICE Team on 9th June
- ❖ 3 Step Diet (Natural Therapy) started from - 9th to 11th June (3 days)
- ❖ Sample taken for 2nd test on – 12th June
- ❖ 2nd Test Report came out on – 14th June, 2020

S. No	Patient Name	Age/ Gender	First test	Report	P/N	Second test	Report	P/N
1.	Bhagabai Nagraj Patil (severe pneumonia with gross xray changes in left lower zone)	F/65	1st June-2020	8th June	P	12 June-20	14th June	N
2.	Prakash Dodu Wani (pneumonia with cardiomegaly)	M/63	5th June-2020	7th June	P	12 June-20	14th June	N
3.	Dipali Shashikant Dhamane	F/19	5th June-2020	7th June	P	12 June-20	14th June	N
4.	Mayuri Shashikant Dhamane	F/23	5th June-2020	7th June	P	12 June-20	14th June	P

Patient No 4- 1) Her Father was expired on 7th June due to Corona Positive

2) She detected Corona Positive on 7th June

3) Her Marriage scheduled on 14th June

Medical Supritendent Class-I
Rural Hospital, Pachora
Dist.Jalgaon.

महाराष्ट्र सरकार Covid-19 केन्द्र के साथ दूसरा अध्ययन-

क्या होता है अगर Covid-19 रोगी केवल 48 घण्टों के लिए तीन चरण वाले फ्लू आहार का पालन करते हैं?

एक बार फिर डॉ. नीलेश पाटिल और डॉ. पल्लवी पाटिल को Covid-19 रोगियों का तीन चरण फ्लू आहार के साथ 48 घण्टों के लिए इलाज करने की अनुमति मिली, लेकिन दूसरे Covid-19 परीक्षण के खर्च को वहन करने की शर्त के साथ।

इस बार हमारे एन.आई.सी.ई. चिकित्सकों ने 48 घण्टे (2 जुलाई, 2020 से 3 जुलाई, 2020) के लिए 20 कोविड-19 रोगियों को प्राप्त किया। न्यूनतम आयु वाला रोगी 11 वर्ष का था और सबसे बुजुर्ग 85 वर्ष का था। इनमें 13 पुरुष और 7 महिलाएं थीं। 14 जुलाई, 2020 को एनपी स्वैब Covid-19 परीक्षण के लिए लिया गया था।

परिणाम :

- 12 मरीजों ने Covid-19 के लिए नकारात्मक परीक्षण किया।

- 8 रोगियों का परीक्षण सकारात्मक रहा।

निष्कर्ष :

Covid-19 रोगियों का 60% तीन चरण फ्लू आहार का पालन करने के दो दिनों के भीतर Covid-19 को उलट सकता है।

डॉ. नीलेश पाटिल और डॉ. पल्लवी पाटिल की तरह, इंदौर में कोरोना पॉजिटिव पुलिसकर्मियों के लिए पुलिस महानिदेशक श्री हरि नारायण चारी मिश्रा द्वारा इसी तरह की गतिविधियाँ संचालित की जा रही हैं और 3 से 5 दिनों के भीतर तीन चरण फ्लू आहार कोरोना नेगेटिव प्राप्त करने में सक्षम हैं। इंदौर (दैनिक भास्कर) के प्रमुख अखबार में उनका कवरेज उनके काम की गवाही है।

मंडे पॉजिटिव ■ वीडियो कॉलिंग के जरिये होटल में क्वारेंटाइन पुलिसकर्मियों से खुद बात कर रहे

वियतनाम, कम्बोडिया का इम्युनिटी बढ़ाने वाला डाइट प्लान डीआईजी ने जवानों पर लागू किया, 3 दिन में रिपोर्ट निगेटिव

सुमित ठवकर | इंदौर

कोरोना संक्रमण की चपेट में आने वाले पुलिसकर्मियों के लिए डीआईजी खुद केयर टेकर बन गए हैं। होटल में क्वारेंटाइन जवानों से वीडियो कॉलिंग के जरिये सेहत का हालचाल जानने के साथ ही उन्होंने विभाग के संक्रमित स्टाफ के लिए इम्युनिटी बढ़ाने वाला एक डाइट प्लान भी तैयार किया है। इस डाइट प्लान के जरिये वे तीन जवानों को ठीक कर चुके हैं। डीआईजी हरिनारायणाचारी मिश्र ने बताया हमने वियतनाम, कंबोडिया और साउथ एशिया के मरीजों पर

भारतीय डॉक्टर्स द्वारा डाइट ट्रीटमेंट को जानकर उसे समझा। इस डाइट में अल्काइन फूड जैसे लिक्विड में नारियल पानी, संतरे का जूस, नींबू और ककड़ी, गाजर को तीन दिन तक तय समयानुसार कोविड पॉजिटिव को दिया गया। इसके सकारात्मक परिणाम सामने आए हैं। जवान नारायण पटेल जो बीते सप्ताह पॉजिटिव निकले थे, तीन दिन उन्हें यह डाइट दी गई। इससे तीन दिन में रिपोर्ट निगेटिव आ गई। तीन और जवानों में तेजी से सुधार हो रहा है। वियतनाम में डॉ. विश्वरूप चौधरी भी इस डाइट ट्रीटमेंट से कई कोविड मरीजों को ठीक कर चुके हैं।

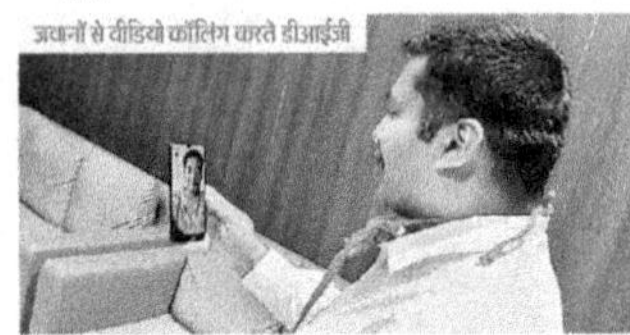

कारगर साबित हो सकता है यह डाइट प्लान : डॉक्टर

पल्मोनोलॉजिस्ट डॉ. सलिल भार्गव कहते हैं वे सभी फल और खाने की चीजें जिनमें विटामिन, एंटी ऑक्सिडेंट रहते हैं, वह सब हमारे शरीर की इम्युनिटी बेहतर करते हैं। इसलिए यह डाइट प्लान कारगर साबित हो सकता है।

तीन दिन का डाइट प्लान

पहला दिन : विटामिन सी की लिक्विड डाइट जैसे नींबू पानी, संतरा-मौसंबी का जूस, नारियल पानी दिया जाता है।

दूसरा दिन : अल्काइन फूड में थोड़ा ठोस जैसे गाजर, खीरा (ककड़ी), प्रोटीन के लिए अंडा या अंकुरित अनाज, दूध आदि। दिन में चाय व गर्म पानी में काढ़ा इम्युनिटी बढ़ाने के लिए दिया जाता है।

तीसरा दिन : हार्ड फूड वह भी प्रोटीनयुक्त ही दिया जाता है।

संदर्भ

इस अध्याय से संबंधित **references** के लिए

www.biswaroop.com/nicebook लिंक पर जाएँ

अध्याय

6

कोरोनाकाल में घर पर अपना खुद का
Super Speciality Hospital बनाएँ

- यह दिखाने के लिए कोई सबूत नहीं है कि मास्क आपको संक्रमण होने से बचा सकता है जबकि यह दिखाने के लिए डेटा की बड़ी मात्रा है कि मास्क पहनना आपको बीमार कर सकता है। (जैसा कि आपने पिछले अध्याय में देखा)

- SARS - CoV-2 या कोई अन्य वायरस के कारण लॉकडाउन मृत्यु दर को कम कर सकता है इसका कोई सबूत या वैज्ञानिक आधार नहीं है, लेकिन यह साबित करने के लिए पर्याप्त सबूत[39] हैं कि लॉकडाउन Social Distancing का पालन करने के कारण अधिक कोरोना मौतें हुई और मृत्यु दर[40] भी बढ़ी। यहाँ तक कि WHO ने भी अक्टूबर 2019 में बता दिया[41] कि लॉकडाउन किसी विशेष वायरस से होने वाली मृत्यु दर को कम नहीं कर सकता है।

- सभी दवाओं (anti-HIV / anti-malaria / anti-pyretic / antibiotic) और गैर-ड्रग मेडिकल हस्तक्षेप (Ventilator support / plasma therapy) जोकि बगैर किसी सबूत के COVID-19 को ठीक करने के नाम पर मनुष्यों पर प्रयोग किए गए थे, इनके कारण अधिक नुकसान और मौतें [42] हुई हैं।

- यह साबित करने के लिए कोई प्रमाण नहीं है कि SARS - CoV-2 एक नया, घातक और उच्च संचरण दर वाला वायरस है, हालांकि, मैंने पुस्तक में पर्याप्त सबूत दिए हैं कि यह एक कमजोर वायरस है।

- पुस्तक में दिए गए सभी साक्ष्य और उपचार रणनीतियों के साथ, यह निष्कर्ष निकालना सही है कि SARS - CoV-2 एक सामान्य फ्लू वायरस है और लम्बे समय से मानव जाति के साथ है व कोई नई बात नहीं है।

माइंड गेम क्या है - डर के हथियार के माध्यम से जनसंख्या को नियंत्रित करने की कोशिश करना, जैसा कि हमारी मनोवैज्ञानिक सलाहकार डॉ. हेमा गुप्ता कहती हैं कि मानव मन को नियंत्रित करने का सबसे अच्छा तरीका **Walter-Barbe-Raymond Swassing model** का उपयोग करना है। अर्थात नकली सूचना देना और तीनों इंद्रियों (auditory, visual and kinesthetic) के माध्यम से दोहराना, जिससे इसके सच और वास्तविक होने का विश्वास होने लगता है।

यहाँ काम करने का तरीका बहुत ही सरल है।

तीनों प्रमुख इंद्रियों का उपयोग करना :

Audio : कॉलर ट्यून के माध्यम से बार-बार चेतावनी संदेश।

Visual : टेलीविजन चैनलों के माध्यम से 24x7 मनगढ़ंत दिखने वाली/नकली मौतों की संख्या (जैसा कि मैंने पिछले अध्याय में साबित किया था)

Kinesthetic : मास्क पहनना और दिन में कई बार हाथों को साफ करना, Social Distancing आदि-आदि।

दिन में कई बार काफी दिनों तक मनगढ़ंत सूचनाओं के बार-बार प्रहार से मानव मस्तिष्क दूषित होने लगता है, जिससे उनकी तार्किक सोच और सामान्य ज्ञान में कमी के कारण वे गुलामी की सोच में आ जाते हैं।

उपरोक्त फरेब की वजह से, आम जनता का दिमाग इस हद तक भ्रष्ट हो जाता है कि वे Covid-19 के इलाज की उम्मीद के साथ अस्पताल में एक बिस्तर के लिए किसी भी राशि (यहाँ तक कि 3 लाख से 30 लाख रुपए तक) के लिए तैयार हो जाते हैं, जो वास्तव में मौजूद ही नहीं है।

मुझे कोई संदेह नहीं है कि जब Covid-19 की रोकथाम के नाम पर एक छलावा Vaccine Launch की जाएगी, तो सभी उसे प्राप्त करने के लिए लाइन लगाएँगे और यदि Vaccine के सामान्य और अपेक्षित दुष्प्रभाव (मृत्यु रहित) होते हैं, तो एक नया नाम दे दिया जाएगा और यह एक नई बीमारी कहलाएगी, जो संयोग से उसी समय में आई होगी और उन्हीं लोगों को होगी जिन्हें टीका दिया गया हो (याद रखें प्रत्येक वर्ष, औसतन 50,000 टीकाकृत पोलियो के नए मामले भारत में आते हैं, लेकिन उन्हें एक नया नाम (Acute Flaccid Non Polio Paralysis) [43] दिया जाता है।

यहाँ इस साजिश के भागीदार दवा कंपनियाँ और आधुनिक दवाएं हैं जो अपने प्रसारक तंत्र – WHO का उपयोग करके वायरस के रोकथाम के नियमों को विचित्र बनाने का प्रयत्न कर रही हैं। उदाहरण के लिए, प्लास्टिक की थैली में पैक किया गया मृत शरीर, रिश्तेदारों को सौंप दिया जाए, लेकिन किसी भी क्षण शरीर को खोला ना जाए, दो से अधिक रिश्तेदारों को शव के पास उपस्थित होने की अनुमति न हो और कम से कम एक मीटर की दूरी मृत शरीर[44] से बनाए रखना।

यहाँ यदि आप अपनी स्कूल की पाठ्य पुस्तक को याद करते हैं, तो आप जानेंगे कि शरीर में किसी भी वासरस का बढ़ना और फैलना जैव-रासायनिक ऊर्जा यानी Adinosine triphosphate (ATP) पर निर्भर करता है, लेकिन एक बार जब व्यक्ति मर जाता है, तो कोशिकाएँ ATP बनाना लगभग तुरंत बाद बंद कर देती हैं। इसलिए किसी वायरस के आगे बढ़ने की कोई संभावना नहीं है। कुछ वायरस बचे हो सकते

हैं जो मृत्यु से ठीक पहले उत्पन्न हुए थे। लेकिन SARS - CoV-2 के मामले में, संचरण के प्राथमिक मार्ग पर बात करते समय, खांसने या छींकने के दौरान निष्कासित बूंदों के माध्यम से होता है। चूंकि शव साँस नहीं ले सकते हैं, शव के माध्यम से SARS - CoV-2 के संचरण की कोई संभावना नहीं है।

मेरी समझ में, Covid-19 शवों को संभालने के लिए एक विशेष प्रोटोकॉल बनाने का मुख्य कारण मृत्यु के वास्तविक / असली कारण को छिपाना है, जो कि अधिकांश मामलों में, प्रायोगिक दवा और घातक मनचाही हस्तक्षेप (प्लाज्मा) चिकित्सा है। मुझे यह भी डर है कि शव को देखने / निरीक्षण करने के लिए परिजन / रिश्तेदार को रोकना 'लाल बाज़ार' (अंग तस्करी) के पहले से ही उच्च मार्जिन वाले व्यवसाय को बढ़ावा देगा। मेरी पुस्तक **(Why the Mortality Rate Drops When Doctors Go on Strike?)**[45] का केवल एक पृष्ठ पढ़ने पर (page 65), आपको लाल-बाजार का भयानक डरावना सच दिखेगा, जब डॉक्टर हड़ताल पर जाते हैं तो मृत्यु दर क्यों कम होती है?

अब Non-COVID-19 मरीजों पर COVID-19 का ठप्पा लगाने वाले वर्तमान परिदृश्य और तथ्यों को ध्यान में रखते हुए (जैसा कि अध्याय-1 में चर्चा की गई है), किसी भी कारण से अस्पताल जाना उचित नहीं है। बल्कि खुद को अपग्रेड करने का समय है ताकि आप अपने खुद के डॉक्टर बनें और अपने घर को अपना अस्पताल बनने दें।

अपने आप घर पर इलाज करने का सबसे अच्छा तरीका क्रांतिकारी D.I.P. diet सीखना है।

सामान्य सर्दी से लेकर कैंसर तक

मधुमेह से अवसाद तक

D.I.P. diet मनुष्यों में सबसे अधिक होने वाले 60 से अधिक रोगों के लिए सबसे तेज़, सबसे सुरक्षित और लंबे समय तक चलने वाला इलाज हो सकता है। यहाँ तक कि अखिल भारतीय आयुर्वेद संस्थान (आयुष मंत्रालय के तहत) ने डॉ. एस. के. गुप्ता (HOD शल्य विभाग) के मार्गदर्शन में D.I.P. Diet के लिए clinical trial[46] (TRI /2018/016654,13/12/2018 को पंजीकृत) किया है।

Clinical trial की शोधकर्ता डॉ. मोनिका साढे ने पीठ दर्द (अध्ययन का प्राथमिक उद्देश्य) में लाभ के अलावा थायराइड, ब्लड शुगर, रक्तचाप आदि में लाभ की स्पष्ट सूचना दी।

दरअसल, भारत में मेरे नैदानिक अभ्यास के पिछले 12 वर्षों में, वियतनाम (2014 से) और मलेशिया में (2017 के बाद से), विभिन्न बीमारियों के 22,000 से अधिक रोगियों ने D.I.P. Diet को अपनाया है। रोगियों की प्रतिक्रिया के आधार पर रोग के उत्क्रमण की समय रेखा और मेरे मामले की अध्ययन रिपोर्ट[47] इस प्रकार हैं।

वीआईपी डाइट	डीआईपी डाइट
24 से 72 घंटे	मधुमेह
3 दिन से 1 सप्ताह	उच्चरक्तचाप, हाई कॉलेस्ट्रॉल, आंतों से जुड़ी अव्यवस्था
एक माह	मोटापा, दिल के रोग
2 माह	थायराइड रोग
6 माह	कैंसर, दमा, गठिया
8 माह	स्किन से जुड़े रोग, किडनी में खराबी, लीवर से जुड़े रोग

अपनी व्यक्तिगत D.I.P. Diet बनाने के चरण

प्रथम चरण

दोपहर 12 बजे तक केवल 3-4 प्रकार के फल खाएँ आम, केला, अंगूर... आदि

न्यूनतम मात्रा = आपके शरीर का वजन x 10 = ... ग्राम

उदाहरण के लिए, 70 किलो वजन के व्यक्ति को दोपहर 12 बजे तक 3-4 प्रकार के कम से कम 700 ग्राम फल खाने चाहिए।

चरण दो

हमेशा लंच और डिनर दो प्लेट में खाएँ। प्लेट-1 और प्लेट-2 प्लेट-1 में कम से कम 4 प्रकार की सब्जियाँ होनी चाहिए जैसे - गाजर, टमाटर, मूली और ककड़ी आदि कच्चे रूप में।

प्लेट-1 की न्यूनतम मात्रा = आपके शरीर का वजन x 5 = ... ग्राम

उदाहरण के लिए, 70 किलो वजन के व्यक्ति को कम से कम 4 प्रकार की सब्जियाँ 350 ग्राम खानी चाहिए कच्चे रूप में।

प्लेट-2 - नाममात्र के तेल और नमक के साथ घर पर बना हुआ शाकाहारी भोजन

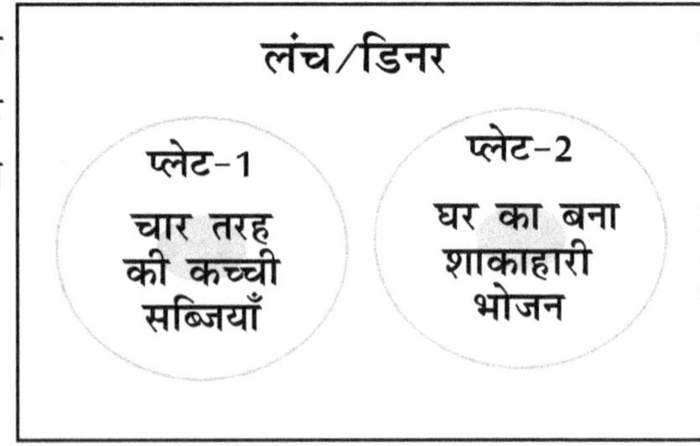

पीछे दी गई calculation के आधार पर पहले प्लेट-1 का खाना खाएँ, उसके बाद अपनी इच्छा अनुसार प्लेट-2 का खाना खाएँ... लंच और डिनर के नियम समान हैं हालांकि, आपको यह ध्यान रखना है कि खाना शाम 7 बजे तक खा लें।

चरण - तीन

इनसे दूर रहें :

इनसे बचें	नाश्ता
1. पैक्ड फूड	1. **भिगोये हुए मेवे:** आपका वजन (किलोग्राम में)= ..... ग्राम (उदाहरण के लिए 70 किलोग्राम वजन वाले के लिए 70 ग्राम मेवें प्रतिदिन)
2. रिफाइन्ड फूड	
3. डेरी फूड/पशु जनित खाद्य पदार्थ	
4. न्यूट्रेशनल सप्लीमेंट्स	2. **फल :** बहुत सारे
5. चाय/कॉफी पीने से बचें विशेष रूप से दोपहर के भोजन से पहले	3. **नारियल पानी:** जितना आप पीना पसन्द करते हैं
	4. **हुंजा चाय :** जितना आप पीना पसन्द करते हैं
6. रात्रि 8 बजे के बाद कभी भोजन न करें	5. **अंकुरित भोजन:** आपके वजन (किलोग्राम में) = ... ग्राम
7. दर्द निवारक दवाईयाँ (NSAID's)	6. **कच्चा नारियल:** जितना आप खाना पसन्द करते हैं
	7. **धूप:** 45 मिनट

उपरोक्त D.I.P. मानक को आपके लक्षणों/ चिकित्सा स्थितियों और उम्र के आधार पर आहार संशोधित और अनुकूलित करना पड़ सकता है। अनुकूलित करना सीखने के लिए, "Game of Life (GOL)"[48] का संदर्भ लें और आप जान पाएँगे कि आप तीसरे चरण के कैंसर रोगी हैं या इंसुलिन पर निर्भर मधुमेह के रोगी हैं, दवा के रूप में खाद्य आहार का उपयोग करना सबसे तेज़, सबसे सुरक्षित और लंबे समय तक चलने वाला इलाज है।

संदर्भ

इस अध्याय से संबधित **video and references** के लिए **www.biswaroop.com/nicebook** ध्लिंक पर जाएँ

कोविड-19 पैन्डेमिक को कैसे खत्म किया जाए?

इस प्रश्न के उत्तर को जानने के लिए, हमें पीछे जाना होगा जब माना गया था कि कोविड-19 के कारण पहले मनुष्य की मौत हुई। ये मौतें जनवरी 2020 में हुई, जब वुहान[49] में एक 61 वर्षीय बीमार इन्सान की मौत हो गई थी।

यहाँ दो बातें याद रखनी हैं:-

1. रोगी पेट के कैंसर और लीवर के रोगों से पीड़ित था और 61 वर्ष का था।[50]
2. मौत के बाद रोगी की कोई बायोप्सी नहीं की गई थी।[51]

उपरोक्त बातों को सामने रखते हुए हम कैसे निष्कर्ष निकाल सकते हैं कि इस व्यक्ति की मौत का कारण SARS - CoV-2 था या फिर कैंसर या लीवर का रोग?

असल में जब भी कोविड-19 रोगी[52] के मृत शरीर पर ऑटोप्सी किया जाता था, इसका कारण वायरस कभी नहीं पाया जाता था। मेरे लिए SARS - CoV-2 पर शक और भी बढ़ गया जब मैंने दूसरी आर.टी. - पी.सी.आर. की डॉयग्नोस्टिक रिपोर्ट देखीं और उनकी असंगतताओं को लक्ष्य किया।

प्रमुख असंगतताएँ नीचे दी गई हैं:

1. रोगी जो फ्लू से पीड़ित हैं, उनका दूसरा आर.टी. - पी.सी.आर. नेगेटिव आया (पहला टेस्ट पॉजिटिव था)।

2. बहुत से रोगियों पर दूसरा आर.टी. - पी.सी.आर. टेस्ट कोविड-19 के लिए पॉज़िटिव आया था। सारे लक्षणों के समाधान के बाद (पहला कोविड-19 टेस्ट सबके लिए पॉज़िटिव आया था), इस विवाद का अंत करने के लिए कि विशेष पैथोजेन किसी रोग के जिम्मेदार हैं या नहीं; एक गोल्ड स्टैंडर्ड टेस्ट, कुक पॉस्ट्युलेट को विचार दिया गया। यह 1890 से प्रयोग में है और आज भी प्रासंगिक है।

यहाँ तक कि सार्ज़ (2003) कोरोना वायरस ने कुक पॉस्ट्युलेट[53] को निभाया और इसलिए 'सिवियर एक्यूट रेस्पिरेटरी सिंड्रोम' के सच के कारण की स्थापना की। फिर भी, SARS - CoV-2 पर कुक पॉस्ट्युलेट[54] के टेस्ट नहीं किए गए थे।

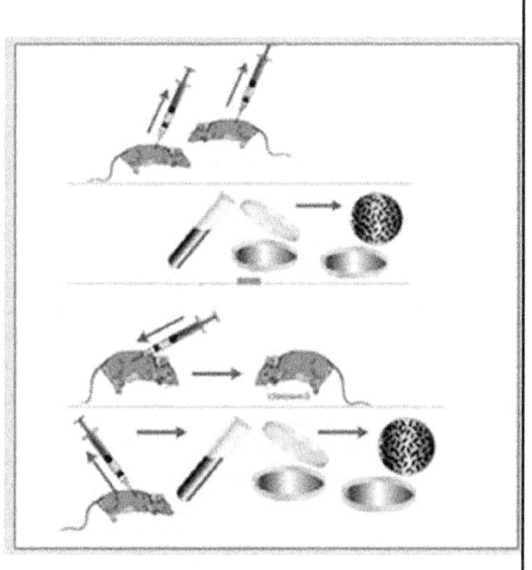

कोच के स्वयं सिद्ध प्रमाण[55]

1. रोग के सभी मामलों में माइक्रोआर्गेनिज्म पाया जाना चाहिए।
2. इसे होस्ट से परे रखते हुए, विशुद्ध कल्चर में बड़ा किया जाए।
3. जब इसे किसी ग्रहणशील होस्ट को दिया जाए तो उसमें भी मूल रोग ही पुन: पैदा होना चाहिए।
4. इसे प्रयोगी होस्ट में भी होना चाहिए ताकि संक्रमण हो

मेरे निष्कर्ष एवं विनियमन अधिकारियों से माँगें निम्नलिखित हैं:

1. संदिग्ध कोविड-19 मौतों पर ऑटोप्सी अवश्य किया जाना चाहिए, यह घोषित करने से पहले कि यह एक कोविड-19 मौत है।

2. 'कुक की पॉस्ट्युलेट' को SARS - CoV-2 वायरस के लिए पूरा करना चाहिए; तभी महामारी/ वैश्विक महामारी स्थापित किया जा सकता है।

3. सभी फ्लू मामलों (कोविड-19 सहित) का 'तीन स्टैप फ्लू डाइट' से इलाज करना चाहिए। घर बैठें, क्योंकि इस कार्यनीति से हमने 0% सी.एफ.आर. के अलावा केवल 'तीन स्टैप फ्लू डाइट' देने के 72 घण्टों के अंदर 80% से अधिक सुधार की दर पाई है।

अध्याय

8

कोरोना काल के तीन फार्मूले
(23 अगस्त की वेब प्रेस कांफ्रेंस पर आधारित)

आप आज जो भी परिस्थितियाँ देख रहे हैं, इन्हें 'न्यू नॉर्मल' का नाम दिया गया है। जब भी मनुष्य के मस्तिष्क को आप कोई भी बात या तथ्य निरंतर दिखाते या बताते हैं, फिर चाहे वह कितना भी विचित्र या अस्वीकार्य क्यों न हो, वह उसे नॉर्मल या सामान्य मान ही लेगा।

जरा विचार करें, यदि आपसे लगभग एक वर्ष पहले यह कहा जाता कि जल्द ही वह समय आएगा जब आपको अपने घरों में बंद रहना होगा, जब भी आप घर से बाहर निकलेंगे तो आपका चेहरा पूरी तरह से मास्क से ढका होगा, यदि आप मास्क नहीं लगा कर निकलते तो आप पर जुर्माना लगाया जाएगा और पिटाई भी हो सकती है। यह भी देखने को मिलेगा कि किसी के घर के सामने सफेद रंग की गाड़ी आ कर खड़ी होगी और रोगी को अस्पताल ले जाएगी, मानो किसी व्यक्ति का अपहरण किया जा रहा हो। दो दिन बाद समाचार मिलेगा कि वह अच्छा-खासा स्वस्थ व्यक्ति अब इस संसार में नहीं रहा। वह रोगमुक्त हो कर घर वापिस आने के बजाए पूरी तरह से पैक किए गए शव में बदल जाएगा। उसका चेहरा तक नहीं देखने दिया जाएगा और यह भी हो सकता है कि उसका दाह संस्कार भी घर लाए बिना ही बाहर ही कर दिया जाए। आप यह सब सुन कर सोचते कि यह तो माना ही नहीं जा सकता। यह तो बड़ी ही असामान्य सी बात होगी। परंतु अब यही असामान्य, सामान्य हो गया है यानी न्यू नॉर्मल में बदल गया है।

जब हमारा दिमाग बार-बार एक ही चीज़ का दोहराव देखता है तो वह उसी चीज़ या बातों को सामान्य मान लेता है। उसे लगता है कि यही

नॉर्मल या स्वीकृत तथ्य है। परंतु यह ठीक नहीं है। ऐसा होने पर भी हम गलत को सही नहीं कह सकते। हमारा मस्तिष्क तर्क, विज्ञान या बुद्धिमता से नहीं भावों, दोहराव और भय आदि के कारण वश में आता है। मान लेते हैं कि आपने किसी व्यक्ति के दिमाग को अपने बस में करना है तो आप लाख तर्क दे कर भी ऐसा नहीं कर सकते। ऐसा करने के लिए आपको अपने भावों और दोहराव की मदद लेनी होगी। तभी उस व्यक्ति को अपनी बात मानने के लिए राजी कर सकेंगे।

मैं आपको एक उदाहरण के माध्यम से अपनी बात समझाने की चेष्टा करता हूँ। मान लेते हैं कि आप किसी मूवी थियेटर में फिल्म देखने गए हैं। यह एक डरावनी फिल्म है। आप यह बात अच्छी तरह जानते हैं परंतु फिर भी कोई डरावना दृश्य या भूत आदि दिखाई देने पर आप डर जाते हैं। आपके दिल की धड़कन तेज़ हो जाती है। आप एक क्षण के लिए भी नहीं भूले कि आप सिनेमा हॉल में बहुत सारे लोगों से घिरे हैं। आपके दिमाग को भी पता है कि वह उस जगह पूरी तरह से सुरक्षित है, कोई भूत या कोई और डर उसका कुछ नहीं बिगाड़ सकता। पर ज्यों ही कोई भयावह दृश्य दिखता है तो आप ठीक वैसा ही भय अनुभव करते हैं, जैसे आप किसी अकेली जगह पर हैं और आपके सामने अचानक कोई भूत या प्रेत आ गया है। उस वक्त आपके शरीर में ठीक वैसे ही जैविक बदलाव आते हैं, जैसे उस अकेली जगह पर डरने में पैदा हुए होते। हम बुद्धि के बजाए इमोशंस या भावों के बस में रहते हैं। इमोशंस ही हमें एक्शन लेने को प्रेरित करते हैं।

और कुछ समय से हमारे आसपास के परिवेश में यही तो हो रहा है। हमें बहुत अच्छी तरह पता है कि यह जो दिख रहा है वह कोई नई बीमारी/महामारी या फिर कोई नया वायरस नहीं है पर फिर भी हमारे डर की सीमा नहीं है। जनवरी माह से मैं यही बात बताता आ रहा हूँ और मेरे साथ जुड़े सभी लोगों ने भी इस तथ्य को माना है कि यह नया वायरस नहीं है। मेरी नाइस टीम, (जिसे हमने नेटवर्क ऑफ इंफ्लुएंजा केयर एक्सपर्ट का नाम दिया है।) के 500 विशेषज्ञ देश भर में आईएलआई/कोविड-19 रोगियों को देख-रेख और चिकित्सा से ठीक

कर रहे हैं। हमने पिछले तीन माह यानी नब्बे दिन के भीतर 20,000 से अधिक रोगियों को कोरोना से रोगमुक्त किया है। आईएलआई को विस्तृत रूप में इंफ्लुएंजा लाइक इलनेस (influenza like illness, ILI) कहा जाता है। रोगी को पहले तीन दिन तक तरल आहार (थ्री स्टेप्स फ्लू डाइट) दी गई और वह रोगमुक्त हो गया। यदि कोई बीमारी केवल तीन दिन में तरल आहार व नारियल पानी की मदद से बिना किसी दवा के ठीक हो सकती है, यदि उसकी वजह से रोगी की मृत्यु नहीं होती, तो उसे महामारी का नाम कैसे दिया जा सकता है?

दरअसल इसका वैज्ञानिक नाम आई एल आई यानी इंफ्लुएंजा लाइक इलनेस है। यह ऐसी बीमारी है जिसे फ्लू कहते हैं। जैसे एच 1 एन 1, इंफ्लुएंजा वायरस, पैरा इंफ्लुएंजा वायरस, ये मिल कर मुँह और नाक से शरीर में प्रवेश करते हैं। ये सभी मिल कर **रेस्पिरेटरी सिंड्रोम** बनाते हैं। ये मनुष्य को बीमार कर देते हैं, बीमारी यानी ऐसे व्यक्ति को बुखार हो जाता है। दरअसल बुखार कोई बीमारी या रोग नहीं, यह एक तंत्र है जो वायरस से लड़ता है।

हमें इस जगह यह बात बहुत ध्यान से समझनी होगी कि वायरस से होने वाला बुखार कोई बीमारी नहीं, यह तो हमारा औजार है। यदि हमें बुखार आते ही कोई एंटीपायरेटिक दवा जैसे पैरासिटामोल आदि ले लेते हैं तो मान लें कि आप स्वयं ही अपने शत्रु हो गए हैं। यह बुखार आपके वायरस से लड़ने के लिए आया था परंतु आपने उसे ही उतारने की दवा ले ली।

यह तो कुछ ऐसा ही हुआ मानो आपने अपना ही हथियार छीन कर पटक दिया। जैसे किसी दुश्मन से लड़ने के लिए आपको बंदूक दी गई थी। चूंकि बंदूक बहुत भारी थी इसलिए आप उसे उठा नहीं पा रहे थे। वह भरी हुई बंदूक दुश्मन को गोली मारने के काम आनी थी। वह तो आपकी मित्र थी। आपने उसके भार के डर से उसे फेंक दिया। वह आपका हथियार था। आपने स्वयं को निरस्त्र कर दिया।

इस स्थिति में बुखार भी हमारे लिए उस भरी हुई बंदूक के समान है जिसे उठाना हमें कठिन लग रहा है। बुखार आने पर हमारा बदन दर्द

करता है, थकान महसूस होती है और सारे शरीर में हरारत के कारण बिस्तर से उठा नहीं जाता। दरअसल आपके शरीर ने बुखार को भारी बंदूक की तरह उठा रखा है ताकि दुश्मन वायरस को गोली मारी जा सके।

ज्यों ही आप बुखार उतारने के लिए पैरासिटामोल दवा लेते हैं तो आप उसी समय निहत्थे हो जाते हैं। शरीर में वायरस तेजी से फैलने लगता है। उस समय आपने अपने शरीर से दुश्मनी करते हुए, वायरस को अपना दोस्त बना लिया है।

अब सबसे खास बात करने जा रहे हैं। अक्सर लोग हमें कहते हैं कि अगर फ्लू के दौरान शरीर का तापमान बढ़ गया। वह 102, 103, या 105 डिग्री तक चला गया और ऐसे में अगर बुखार को उतारने के लिए कोई दवा न ली तो दिमाग को दौरा पड़ सकता है, उसे सदमा लग सकता है या स्ट्रोक हो सकता है।

हम आपको बताना चाहते हैं कि इंसान के शरीर का तापमान उसी हिसाब से बढ़ता है जितना उसके शरीर में थ्रेट या खतरा होता है। हमारे शरीर में एक तंत्र है, **होमोस्टेसिस**; वह इस तापमान और खतरे का संतुलन बना कर रखता है। यह काम शरीर अपने-आप करता है जिसमें हमें किसी तरह से बाधा नहीं देनी चाहिए।

जैसा कि हमने आपको पहले भी बताया कि हमारी नाइस टीम के विशेषज्ञों के प्रयत्नों के फलस्वरूप बीस हज़ार से अधिक रोगी इस कोविड/ आई एल आई या फ्लू से रोगमुक्त हो चुके हैं। उन्हें किसी तरह की दवा नहीं दी गई। हालांकि उनमें से कई रोगियों का तापमान 105 डिग्री तक भी गया परंतु बुखार उतारने के लिए कुछ नहीं दिया गया।

जब इस तरह की परिस्थिति आती है तो रोगी के परिजन को लगता है कि बुखार बढ़ता जा रहा है और वे घबरा कर दवा दे देते हैं। यही दवा रोगी को ठीक करने के बजाए मार देगी। फिर नाम यह आएगा

कि रोगी कोविड/ आई एल आई या फ्लू से मारा गया। दरअसल हमने बुखार की दवा ले कर अपने ही तंत्र को हरा दिया।

पैरासिटामोल दुनिया की सबसे पुरानी दवा है। इसे सबसे खतरनाक दवाओं में से एक माना जाता है।[56] यही वह दवा है जिसने दुनिया में सबसे ज्यादा लोगों की जान ली है।

अब एक बात जो यहीं से आरंभ हो कर यहीं पर खत्म होगी। वह यह है कि कभी भी घबरा कर बुखार उतारने की दवा न लें। पिछले वर्ष तक भी लोगों को फ्लू होता था और वे बिना डरे आराम से अपना इलाज कर पा रहे थे परंतु अब इसी चीज़ ने कोविड के रूप में अपना स्थान बना लिया है और लोग इसके डर से दवाओं की आवश्यकता से अधिक खुराक लिए जा रहे हैं।

इन दवाओं की ओवरडोज़ से होने वाली मौतों को कोविड या आई एल आई से होने वाली मौतें माना जा रहा है। ऐसे में अगर कोई रोगी बीमार हो कर हॉस्पिटल के सेटअप में जा रहा है और उस जगह से कोविड से ठीक हो कर बच निकलता है तो इसे बड़ी बात माना जाता है। अस्पतालों में तो दवाओं का इतना ओवरडोज दिया जा रहा है जिसके बारे में आप सोच तक नहीं सकते। जैसा कि मैं पहले भी बता चुका हूँ कि कोविड कोई बीमारी या महामारी नहीं, यह एक फ्लू या वायरस है। मान लेते हैं किसी ने कोविड होने पर रेमडेसिविर और एंटीपायरेटिक दवाओं (Remdesivir and anti pyretic) को मिला कर लिया तो ये शरीर के लिए जहर बन जाएँगी। यदि व्यक्ति के शरीर में पहले से वायरस है और उसकी हालत खराब है तो ऐसे में दवाओं से लाभ के बजाए नुकसान ही होगा क्योंकि शरीर का तंत्र अपना काम नहीं कर सकेगा।

ऐसे में आपको करना क्या है। आप लोग 31 जनवरी के **द स्टेट्समैन**[57] में प्रकाशित मेरा लेख पढ़ें, जो कोरोना पर आधारित था। इसके बाद 18 अप्रैल को **लल्लनटॉप**[58] पर डेढ घंटे का वीडियो भी प्रसारित हुआ।

इन दोनों में मैंने आने वाले छह माह के बारे में जो बताया था, उसे हमने हू-ब-हू घटते हुए देखा। आज मैं जो बताने वाला हूँ, वह आप सोच भी नहीं सकते। अगर आप आने वाले छह माह की भविष्यवाणी को जान लेंगे तो कम से कम किसी की जान नहीं जाएगी।

यदि आप यह समझना चाहते हैं कि यह कोरोना काल कब तक चलेगा, तो आपको कोरोनकाल के तीन फार्मूले समझने होंगे।

हमारे पास जो बीस हजार रोगी आए उनमें से लगभग 550 बच्चे थे। उनकी आयु 17 वर्ष से कम थी। वे पूरे तीन दिन में सौ प्रतिशत ठीक हो गए। बच्चों में दूसरे रोगियों की तुलना में ठीक होने की शक्ति अधिक होती है। फ्लू के बारे में यह तथ्य मेडिकल साइंस को अच्छी तरह पता है। यही वजह है कि यूएस में टॉडलर यानी डे केयर/प्ले स्कूल में जाने वाले बच्चों के स्कूल कभी बंद नहीं किए गए।[59]

दूसरा उदाहरण यह दिया जा सकता है कि बच्चों को अगर फ्लू होता भी है तो वह अपने-आप ही ठीक भी हो जाता है। यही वजह है कि नीदरलैंड की सरकार ने 17 वर्ष से कम आयु के बच्चों पर सारी पाबंदी हटा दी है। उनके लिए मास्क लगाना या सोशल डिस्टेंसिंग करना जरूरी नहीं है।[60]

तीसरा उदाहरण यूके सरकार का दे सकते हैं। उन्होंने 11 वर्ष से कम आयु के बच्चों पर लगी सारी पाबंदी हटा दी है। सारे स्कूल खोल दिए गए हैं।[61]

ज्यादातर देशों में बच्चों के स्कूल खुले हैं। यूरोप में, अफ्रीका में, एशियाई देशों में बच्चों के स्कूल खुले हैं।

यदि आप यही प्रश्न भारत के लिए पूछें कि यहाँ बच्चों के स्कूल कब खुलेंगे तो उत्तर किस रूप में मिलेगा। इसका एक उदाहरण भी आपको देना चाहूँगा। वह उत्तर इस रूप में मिलेगा कि आप स्वयं ही शांत हो जाएँगे और अपने प्रश्न को भुला देंगे।

आप 31 अगस्त, 2020 का समाचार-पत्र देखें। मेरे पास **द हिंदू** में छपी खबर का संदर्भ है। उस दिन अन्य अखबारों में भी यह अवश्य छपी

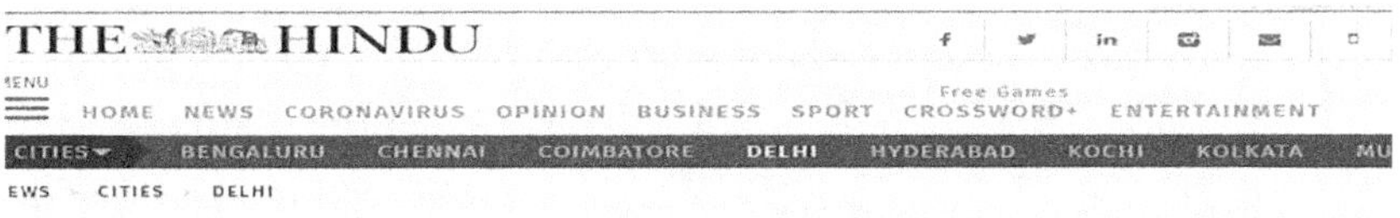

DELHI

Doctors advise against reopening schools

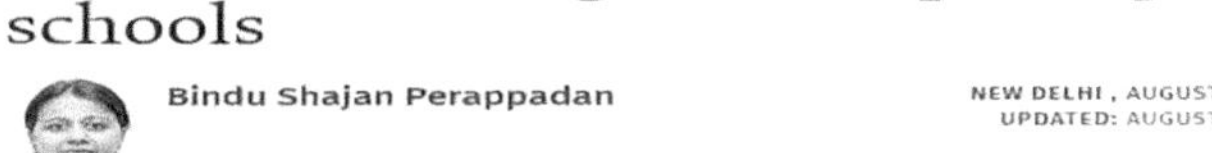

'It will require substantial effort to condition children to follow safety protocols'

The medical community in Delhi-NCR has advised schools to delay reopening as children, especially those belonging to the younger age group, are particularly vulnerable to COVID-19 infection.

"Opening schools can pose a health challenge for infection control as it will require substantial effort to condition children to follow the norms. At best we can look at older students coming to school in a phased, time and restricted manner," said doctors.

Col. Vijay Dutta (Respiratory Medicine) of Indian Spinal Injuries Centre cited the example of the USA where 97,000 children tested positive for the virus in just the last two weeks of July — accounting for nearly a quarter of all cases reported in the period — after schools reopened.

"Delaying opening of schools can potentially save lives by reducing the risk of children getting infected, and in turn carrying the virus to their households which may comprise elderly people, a high-risk group," said Dr. Dutta.

Repening schools will require a combination of implementing social distancing norms, hand hygiene protocols, sanitisation at regular intervals; testing of children, teacher and staff; and whether the school is near any containment zone, he added.

"It is important to assess whether the school has the capability to implement such large-scale arrangements. If the school is unable to do that, it can infect the child and cause complications such as multi-system inflammatory syndrome," said Dr. Dutta.

Ramani Ranjan, consultant paediatrician at Motherhood Hospital in Noida, said that till a vaccine is created, phased opening of schools was the best way forward. "Instead of reopening the whole school, it should be opened in a phased manner. It will be difficult, almost impossible, for schools to enforce social distancing among children who have not seen their friends in so many months," said Dr. Ranjan.

"Children, especially younger ones, are particularly vulnerable to COVID-19," said Meena J., consultant paediatrician at Aakash Healthcare and Super Specialty Hospital in Dwarka.

"We must learn from the USA where reopening of schools have reportedly increased cases. As and when schools reopen, parents must take extra precaution to check safety measures… It is recommended the parents physically inspect the arrangements before sending the child to school," he added.

होगी। उसे पढ़ कर आप जान सकते हैं कि बच्चों के माता-पिता को मूर्ख बनाने या उनके साथ छल करने के लिए किस तरह के हथकंडे अपनाए जा रहे हैं या खबरें छाप कर उन्हें गुमराह किया जा रहा है।

कई बार लोग मुझसे पूछते हैं कि डॉक्टर साहब आपकी बातों को सच मानें या मीडिया में चारों और फैली हुई बातों पर ध्यान दें। मैं कहता हूँ कि आप स्वयं तथ्यों की जांच करते हुए निर्णय लें कि आपको किसे सच मानना है। जो एक झूठा सच है या जो सच आपको तथ्यों के साथ दिया जा रहा है।

उस दिन अखबार में बच्चों के स्कूल खुलने के संदर्भ में खबर छपी कि भारत में डॉक्टर स्कूल न खोलने की सलाह दे रहे हैं। कर्नल विजयदत्ता जो कि रेस्पिरेटरी मेडिसन के इंडियन स्पाइनल सेंटर से जुड़े हैं। अखबार में उनका भी नाम है। खबर में कहा गया कि अमेरिका में स्कूल खुलने के बाद पिछले दो सप्ताह में 97,000 बच्चों को कोरोना हो गया।

यह खबर पढ़ने के बाद आपसे ही पूछा जाएगा कि बच्चों के स्कूल खुलने चाहिए या नहीं?

बच्चों के संरक्षक स्नेही माता-पिता के रूप में आप ही सबसे पहले नकारात्मक उत्तर देंगे कि भारत में बच्चों के स्कूल बिलकुल नहीं खुलने चाहिए। यह उनके लिए हानिकारक हो सकता है।

दरअसल यह समाचार निरा झूठ है। पहली बात, 97,000 बच्चों वाला आंकड़ा स्कूल खुलने के बाद का, स्कूल खुलने से पहले का है। आप स्वयं इंटरनेट की सहायता से इस तथ्य की जांच कर सकते हैं। यहाँ आंकड़े को अपनी सुविधा के लिहाज़ से प्रयुक्त किया गया है।

दूसरे, 97,000 बच्चे कोरोना से पीड़ित नहीं हैं। 97,000 बच्चों के केसिज़ आए हैं।

Cases ≠ Sick People

आपको इस बात को ध्यान में रखना होगा कि कोरोना के केसिज़, कोरोना से पीड़ित व्यक्ति नहीं हैं। केस बढ़ने का अर्थ यह नहीं कि रोगियों की संख्या बढ़ रही है। हमें मीडिया रोगियों की संख्या नहीं केसों की संख्या बताएगा।

अब आप इन केसिज़ का भी सच जान लें। मान लें कि अगर सौ स्वस्थ व्यक्तियों पर यह कोरोना टेस्ट, आर.टी.-पी.सी.आर. टेस्ट किया जाएगा तो यह औसतन इन सौ व्यक्तियों में से 10 प्रतिशत को पॉजिटिव ही बताएगा।[62]

वे दस व्यक्ति रोगी हों, यह आवश्यक नहीं है, वे कोरोना जांच में पॉजिटिव पाए गए हैं।

यदि वे आपको यह विश्वास दिलाना चाहें कि भारत में बच्चों के स्कूल खोलना जानलेवा हो सकता है तो स्कूलों को एक सप्ताह के लिए खोला जाएगा और स्कूलों में बच्चों पर आर.टी.-पी.सी.आर. टेस्ट किया जाएगा। यदि वे औसतन दस लाख टेस्ट भी करते हैं तो इनमें से निश्चित रूप से दस प्रतिशत बच्चों के टेस्ट पॉजिटिव ही आएँगे। फिर बच्चों के माता-पिता को बता दिया जाएगा कि स्कूल खुलते ही केसिज़ की संख्या कितनी तेज़ी से बढ़ी है। इस तरह माता-पिता स्वयं ही अपनी सिफारिश वापिस ले लेंगे।

इस बात को समझने की कोशिश करें कि केसिज़ कोई मेडिकल टर्म नहीं है। यह बीमारी नहीं है। यह केवल आपको डराने के अस्त्र के रूप में प्रयुक्त किया जा रहा है। आप 97,000 केसिज़ का नाम सुन कर ही घबरा जाएँगे; न तो आप तथ्यों की छानबीन करेंगे और न ही आपको यह पता होगा कि बच्चों के कोरोना केसिज़ थे, वे कोरोनो के रोगी नहीं थे। बस इसी चीज़ का अनुचित लाभ उठाया जा रहा है।

ज़रा इंटरनेट पर तथ्यों की जांच करें। यहाँ हम जिस टेस्ट की बात कर रहे हैं जिसमें सौ में से दस प्रतिशत स्वस्थ भी पॉजिटिव निकलेंगे। आर.टी.-पी.सी.आर. टेस्ट की विश्वसनीयता के बारे में भी कुछ नहीं कह सकते। अभी आप इतना जान लें कि यह टेस्ट लूड़ो के डाइस की तरह है। इसके नतीजे भी रेंडम आते हैं। भारत में यदि कोई कोरोना पॉजिटिव पाया जाता है तो उसे तुरंत अस्पताल में भर्ती कर देते हैं। अगर चौदह दिन बाद दोबारा उस रोगी का टेस्ट हो तो हो सकता है कि वह फिर से पॉजिटिव आ जाए। हो सकता है वह फिर से चौदह दिन अस्पताल में रहे, उसका टेस्ट हो और जांच में कोरोना पॉजिटिव ही आए। उसे फिर से अस्पताल में भर्ती करें और चौदह दिन बाद जांच करें तो फिर से टेस्ट पॉजिटिव आने की संभावना हो सकती है। इस तरह यह सिलसिला अंतहीन रूप से भी जारी रह सकता है क्योंकि यह एक रेंडम टेस्ट है।

अब इस संभावना से बचाव करने के लिए हमारे देश में चालाकी का सहारा लिया गया और नया नियम बनाया गया कि यदि कोई मरीज कोरोना पॉजिटिव हो कर अस्पताल में आता है तो चौदह दिन बाद छुट्टी मिलते समय उसका दोबारा टेस्ट नहीं होगा। उसे दोबारा इस टेस्ट को करवाने की जरूरत ही नहीं है। आप ही सोचें कि यह नियम बनाने का क्या औचित्य हुआ?

अब तक तीन करोड़ से अधिक टेस्ट हो चुके हैं परंतु यूएस के एफडीए ने इसे अभी तक प्रमाणित नहीं किया। यदि आप चाहें तो स्वयं उनकी साइट पर जा कर देख सकते हैं। उन्होंने अभी तक इसे प्रमाणित नहीं किया क्योंकि उनका कहना है कि यह जांच पूरी विश्वसनीयता से यह नहीं बताती है कि व्यक्ति को कोरोना है या नहीं, इसके परिणाम रेंडम हैं।

टेस्ट करने का सारा खेल सब कुछ अपने तरीके से कंट्रोल करने के लिए ही है, इसका कोई और मकसद नहीं है। जो कि आप स्वयं परिस्थितियों को देख कर अनुमान लगा ही सकते हैं।

अब मैं आपको एक और चीज़ बताने जा रहा हूँ जो आपको शायद देखने में अजीब लगे। 15 अगस्त को वुहान में लगभग चालीस हजार लोग एक साथ जमा हुए और पार्टी की। वहाँ जनजीवन सामान्य हो गया है।[63]

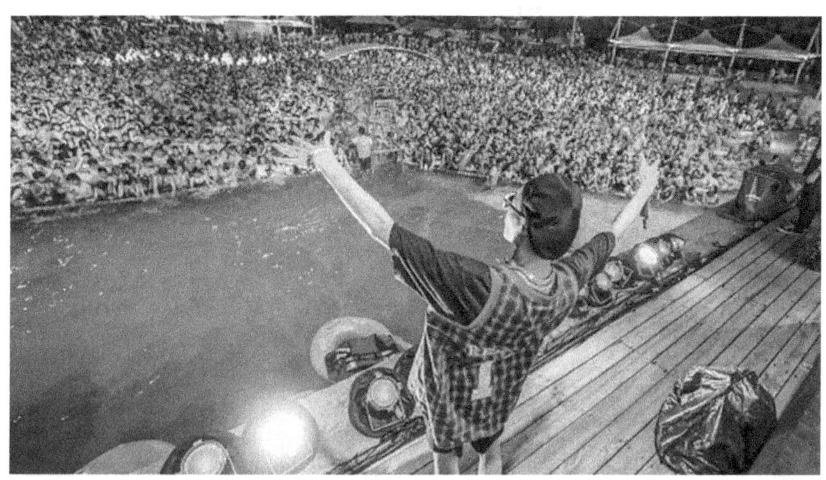

उन्हीं दिनों का लंदन का एक वीडियो जारी हुआ। जिसमें लंदन में कोई व्यक्ति मास्क पहने हुए नहीं दिख रहा। वहाँ किसी सोशल डिस्टेंसिंग का पालन नहीं किया जा रहा। यह अब उनके लिए न्यू नॉर्मल है यानी वे लोग मानते हैं अब कोरोना का कोई आतंक नहीं रहा।[64]

अधिकतर यूरोपीय देशों में सब कुछ सामान्य हो गया है। बस यह हमारे यहाँ ही यह डर रह गया है कि कोरोना से हो रही मौतों के कारण लॉकडाउन का पालन हो।

जर्मनी में थोड़ी पाबंदी लगाने की कोशिश हुई पर 1 अगस्त को बर्लिन में बीस लाख लोग विद्रोह करते हुए सड़कों पर आ गए। उन्हें समझ आ गया था कि यह सब एक षड्यंत्र के तहत किया जा रहा है।[65]

अब आप जा कर यह भी पता कर सकते हैं कि जब लाखों लोग सड़कों पर आए होंगे तो उस जगह कोरोना के मामलों की संख्या भी अधिक हुई होगी परंतु ऐसा नहीं हुआ। कोरोना के मामलों में कोई बढ़त नहीं दिखी।

यह और भी हैरतंगेज बात है कि 15 अगस्त को भी इसी तरह का विरोध दोबारा किया गया परंतु यू ट्यूब और फेसबुक आदि ने यह ध्यान रखा कि इस तरह के वीडियो भारत के भौगोलिक क्षेत्र न दिखाए जाएँ क्योंकि भारत को यही एहसास दिलाना है कि दूसरे देशों में भी उसकी तरह सारी पाबंदियों का पालन हो रहा है।

जर्मनी का वह वीडियो आपको ऑनलाइन कहीं नहीं मिलेगा। मेरे कुछ सहयोगी जर्मनी में भी हैं, उन्होंने मुझे व्हाट्स एप के माध्यम से यह वीडियो भेजा जिसमें वे लोग फिर से लाखों की संख्या में सड़कों पर थे पर हमारे देश से यह तथ्य छिपाया गया।[66]

हमारी आँखों पर मीडिया का चश्मा चढ़ा दिया गया है। हमारे लिए न्यू नॉर्मल वही है जो हमें मीडिया और डब्लयू एच ओ दिखाना चाहता है।

वुहान या यूएस की बात करें... भारत जैसे देशों में लॉकडाउन होने से इन लोगों को ही लाभ होगा। जिन देशों में लॉकडाउन या सोशल डिस्टेंसिंग के नाम पर पाबंदी लगाई गई थी। आज के हालात में वहीं सबसे ज्यादा प्रभाव दिखाई दे रहा है। उन देशों की दशा शोचनीय है। वे लॉकडाउन से होने वाली हानियों को भुगत रहे हैं। उन लोगों पर भी वैक्सीन थोपा जाएगा और उन्हें शिकार बनाया जाएगा।

दरअसल हमारे देश में दवाएँ तैयार करने के लिए 70 प्रतिशत कच्चा माल चीन से आता है यानी हमारी दस में से सात दवाएँ वे ही बना रहे हैं। इसे एक्टिव फार्मास्यूटिकल इंग्रीडिएंट कहा जाता है।[67]

वुहान में किसी भी पाबंदी के बिना मनाए जा रहे हैं वीडियो इस बात के गवाह हैं कि वहाँ कोई कोरोना नहीं है। वे लोग मौज-मस्ती कर रहे हैं और हमारे लिए भूखों मरने की नौबत आ रही है।

वे तो जश्न मना रहे हैं। वे हमें मूर्ख बना रहे हैं। हमें यही दिखाया जा रहा है कि जिस तरह दुनिया की हालत खराब है, उसी तरह हमारे देश की हालत भी खराब है। कोरोना के मामले में केसिज़ की संख्या

मायने नहीं रखती। आपको बीमारों की संख्या देखनी चाहिए। जब भी किसी जगह पर लॉकडाउन लगाना हो तो आप लोगों पर टेस्ट कर दें और उनमें से औसतन दस प्रतिशत स्वस्थ लोग भी कोरोना पॉजिटिव निकल आएँगे। अगर हम टेस्ट नहीं करेंगे तो वे बीमार नहीं होंगे। यही नियम पशुओं पर भी लागू होता है। उन पर भी इसी तरह कोरोना के टेस्ट किए गए और रेंडम नतीजे मिले। मेडागास्कर और तंजानिया जैसे देशों ने अपने यहाँ कई तरह के परीक्षणों के बाद इन तथ्यों को सच पाया और डबल्यू एच ओ को अपने देश से बाहर निकाला।

अब हम कोरोनाकाल के फार्मूला नंबर 2 की बात करते हैं :

इतने लोगों की मृत्यु क्यों हो रही है?

इसके लिए भी दो कारण उत्तरदायी हैं :

अस्पतालों में भर्ती करना और रेमडेसिविर और एंटीपायरेटिक (Remdesivir and anti pyretic) दवाओं को मिला कर दिया जाना। ज्यों ही रोगी को ये दवाएँ दी जाती हैं तो उसकी श्वसन संबंधी समस्या बढ़ जाती है। उसे साँस लेने में दिक्कत महसूस होने लगती है।

इसके बाद अगर आपसे पूछें कि रोगी के लिए क्या किया जाना चाहिए तो आप कहेंगे कि डॉक्टर रोगी को आक्सीजन देंगे। मैं दोबारा बताना चाहूँगा कि हमारा शरीर इस प्रकार नहीं बना कि यह ऑक्सीजन ले सके, यह एयर ले सकता है। अगर आप अपनी डीजल की गाड़ी में पैट्रोल या जेट ऑयल डालेंगे तो उसे लाभ के बजाए नुकसान ही होगा।

जब रोगी साँस लेने में दिक्कत महसूस करता है तो उसे ऑक्सीजन चढ़ाने के साथ ही रेमडेसिविर और एंटीपायरेटिक दवाएँ भी दी जाती हैं जिससे उसके शरीर में निमोनिया हो जाता है।

जब रोगी के शरीर में निमोनिया होता है तो इसके बाद वेंटीलेटर की बारी आती है। यह सारी प्रक्रिया चरण दर चरण चलती है जिसमें किसी भी प्रकार की बाधा की गुंजाईश नहीं है। यह एक तयशुदा फार्मूला है।

कोरोना का रोगी वेंटीलेटर पर आ चुका है और आप भी इस पुस्तक के आरंभ में दिए गए संदर्भों की सहायता से जान चुके हैं कि वेंटीलेटर पर रखे गए रोगियों में से 97 प्रतिशत रोगियों के मारे जाने की संभावना होती है।

अब इस मौत का जिम्मेदार कोविड, फ्लू या कोरोना नहीं बल्कि रोगी का इलाज करने का तरीका और उसे दी गई दवा है।

मेरा दूसरा फार्मूला कहता है कि हमारे देश में किसी भी मौत को कोरोना की मौत ही माना जा रहा है।

Koronakaal Formula -2

In India

Any Death = Corona Death

आईसीएमआर (The Indian Coucil of Medical Research, ICMR) की गाइडलांइस के अनुसार कोई भी रोगी अगर मरते हुए दिल या साँस की बीमारी से पीड़ित था और भले ही कोरोना जांच नेगेटिव ही क्यों न आई हो, उसकी मौत को कोरोना से हुई मौत मान लिया जाएगा।

जबकि हम सभी जानते हैं कि जब किसी इंसान की मौत होती है तो या तो उसे सांस लेने में दिक्कत होती है या उसका दिल काम करना बंद कर देता है। ऐसे में सभी मौतों को कोरोना डेथ कहना कहाँ तक जायज है?

अब आप सोच सकते हैं कि दूसरे देशों में होने वाली इतनी मौतों का क्या कारण है?

हमारी इस पुस्तक में संदर्भ प्रदिया गया है कि सेंटर ऑफ डिसीज़

कंट्रोल (Center for Disease control and Prevention, CDC) में भी दिशानिर्देशों को बदल दिया गया है। यदि डॉक्टर को रोगी के कोरोना रोगी होने का संदेह होगा तो वह कोरोना नेगेटिव आने पर भी उस मौत के लिए कोरोना को ही जिम्मेदार ठहरा सकता है। आप इन संदर्भों को उनकी साइट पर भी देख सकते हैं। किसी भी अस्पताल में कोरोना रोगी की मृत्यु पाए जाने पर सरकार की ओर से चालीस हजार डॉलर की राशि दी जाती है और ऐसे में डॉक्टर चाहे तो अपनी मनमर्जी चला सकता है।

इटली ने दुनिया को दिखाया कि कोरोना के कारण उनके यहाँ पैंतीस हज़ार मौतें हो गईं। अगर हम इटली हेल्थ इंस्टीट्यूट की साइट पर जा कर देखें तो पाएँगे कि उन्होंने इन मौतों को दो भागों में बांट कर दिखाया है।

डेथ विद कोरोना और डेथ फ्रॉम कोरोना

डेथ विद कोरोना यानी जब कोई मरा तो उसके शरीर में कोरोना भी था पर उसकी मौत का कारण कोई और था।

डेथ फ्रॉम कोरोना का अर्थ है कि रोगी की मौत कोरोना के कारण हुई है।

यदि आप ध्यान से देखें तो पाएँगे कि केवल दस प्रतिशत मौतें ही डेथ फ्रॉम कोरोना में आ रही हैं यानी अगर पैंतीस हज़ार का आकंडा है तो यहाँ कोरोना से होने वाली मौतों की संख्या पैंतीस सौ ही है। जबकि भारत में हर तरह की मौत को कोरोना से होने वाली मौत माना जा रहा है। जिससे डर का कारोबार बढ़ता जा रहा है।

हमारे नाइस एक्सपर्ट्स ने बीस हज़ार से अधिक रोगियों को ठीक किया है जो कोरोना के रोगी कहलाते थे परंतु वह वास्तव में एक आम फ्लू है। वे तीन दिन में पूरी तरह से स्वस्थ हुए। उन्हें कोई दवा नहीं दी गई और शरीर में अपने अंदर आई खराबी को स्वयं ही ठीक कर लिया।

इस समय अस्पतालों में कोरोना के रोगियों की देख-रेख करने वाले डॉक्टरों को कोरोना वारियर्स कहा जा रहा है। वे भी भारी संख्या में मर रहे हैं।

वे न तो अपना बचाव कर पा रहे हैं और न ही अपने रोगियों को बचा पा रहे हैं। असली कोरोना वारियर तो वह होगा जो आप भी रोग से बचे और दूसरे को भी बचाने में कामयाब हो।

हमारे नाइस एक्सपर्ट कोरोना वारियर्स हैं, जिन्होंने न केवल अपना बचाव किया बल्कि रोगियों को भी पूरी तरह से स्वस्थ करने में सफल रहे।

अब हम कोरोनाकाल के फार्मूला नंबर 3 की बात करते हैं :

वह है - द ह्यूमन गिनी पिग (The Human Guinea Pig)

Koronakaal Formula -3

$$\text{Indian} = \text{Human Guinea Pig}$$

आपने पिछले अध्यायों में पढ़ा कि सन् 2000 में जिस ओरल पोलियो वैक्सीन को पूरी दुनिया में बैन कर दिया गया था और उसे आज भी भारत के बच्चों को दिया जा रहा है। या फिर फेवीपिराविर (Favipiravir) जैसी खतरनाक दवा को कोरोना के नाम पर पूरी दुनिया में, सिर्फ भारत में लांच किया गया।

ठीक इसी तरह देखिएगा, एक और खतरनाक योजना तैयार की जा रही है। यहाँ मैं कोरोना वैक्सीन की बात कर रहा हूँ। अभी तक ये प्रमाणित हो चुका है कि इंफ्लुएंजा (कोरोना भी एक Influenza virus है)

वैक्सीन लगवाने वाले लोगों में श्वसन संबंधी संक्रमण (Respiratory infection) होने की संभावना पाँच गुना अधिक हुई है।[68] ऐसे में दो खतरनाक बातें हैं।

1. हमारे स्वास्थय मंत्री हर्षवर्धन जी ने घोषणा की है कि 2021 में Emergency Use Authorization (EUA) यानी बिना किसी सुरक्षा या वैक्सीन की प्रभावों की जांच किए बिना ही भारत में कोरोना वैक्सीन लांच कर देंगे। मानो हर भारतीय एक गिनी पिग (Guinea Pig) हो।

2. दूसरी खरतनाक बात है, वैक्सीन में प्रयुक्त होने वाली सामग्री।

देश भर में वैक्सीन की चर्चा हो रही है। पहले भी यह बीमारी होती थी पर हमारे मन में इसका डर नहीं था इसलिए हम निश्चिंत थे पर आज के हालात अलग हो गए हैं। हमारे दिमाग को दोहराव और भावों के माध्यम से इसकी भयावहता का यकीन दिला दिया गया है। कई लोग तो घरों में ही दुबक कर बैठे हैं कि वे वैक्सीन लेने के बाद ही बाहर निकलेंगे ताकि वे सुरक्षित रह सकें। वे बेसब्री से वैक्सीन बनने की प्रतीक्षा कर रहे हैं।

अब हम यह देखते हैं कि वैक्सीन में क्या सामग्री होगी। यह सामग्री वायरस को कल्चर करने के काम आती है यानी कोविड का वैक्सीन बनाने के काम आएगी जिसके बारे में आपको पहले से पता होना चाहिए वरना इस चीज से आपके लिए वैक्सीन तैयार हो जाएगी।

फीटल बुवाइन सिरम ((Fetal Bovine Serum, FBS) नामक सामग्री को वैक्सीन बनाने के लिए काम में लाया जाता है और यह प्रक्रिया दो चरणों में पूरी होती है। एक गर्भवती गाय को मार कर, उसकी कोख में पल रहे बछड़े/बछड़ी के हृदय में पंक्चर करते हैं, उसमें एक ट्यूब डाल कर जो रक्त निकाला जाता है, उसी सामग्री से वैक्सीन तैयार किया जाता है। वही फीटल बुवाइन सिरम है। यह वैक्सीन बनाने की बहुत महत्त्वपूर्ण सामग्री है।

फीटल बुवाइन सिरम यानी एफ बी एस का दुनिया भर में लगभग एक बिलियन डॉलर का बाज़ार है। मैंने इसके सारे संदर्भ अपनी साइट में भी दिए हैं आप वेबसाइट से भी विस्तृत जानकारी ले सकते हैं।

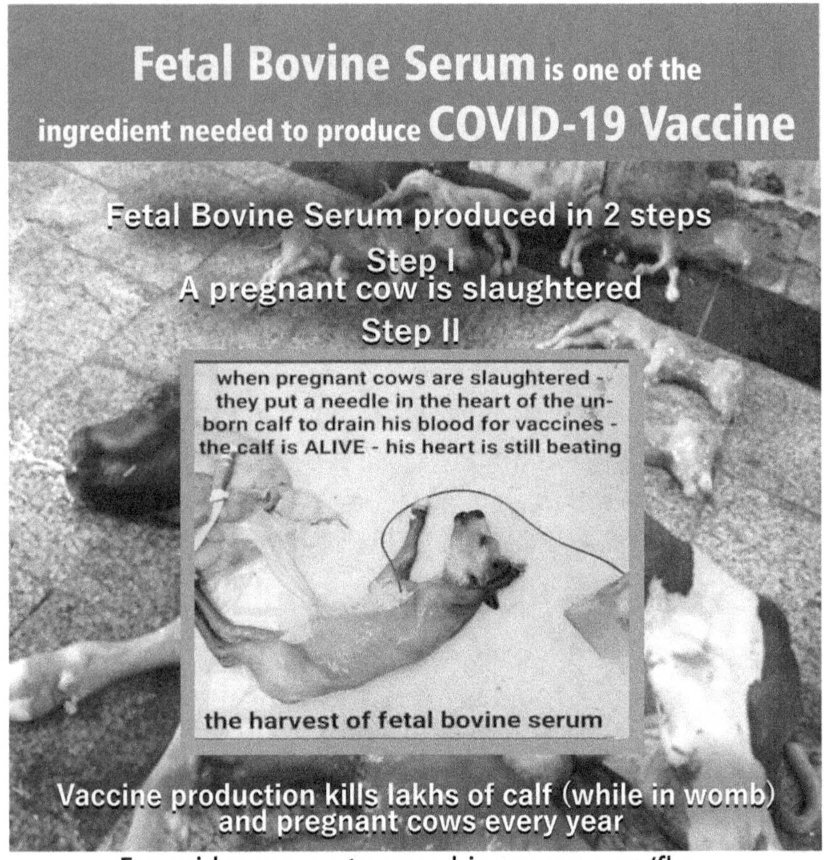

ज्यों ही इस सामग्री से वैक्सीन बनने लगेगा तो इसकी मांग लगभग दुगनी हो जाएगी यानी लाखों की संख्या में गर्भवती गायों को मारा जाएगा। उनकी कोख में पल रहे बच्चों को जिंदा रखते हुए उनके हृदय से सीरम निकाला जाएगा। यदि वे मर गए तो किसी काम के नहीं होंगे इसलिए इस दौरान उनका जीवित रहना आवश्यक है और साथ

ही उन्हें एनस्थीसिया भी नहीं दिया जा सकता क्योंकि ऐसा करने पर सीरम वैक्सीन तैयार करने के काम नहीं आएगा। वह अजन्मा बछड़ा/बछड़ी दर्द से तड़पते हुए फीटल बुवाइन सिरम देंगे और इस दुनिया से विदा लेंगे।

अब आप तय करें कि आपको अपने लिए यह वैक्सीन चाहिए या नहीं। यदि नहीं चाहिए तो इसके लिए आवाज़ उठाएँ और साथ ही अपनी ओर से सेल्फ रिसर्च करते हुए यह देखें कि और कौन सी वैक्सीन में यह सामग्री प्रयुक्त होती है।[68]

इन बातों की तथ्यात्मक जानकारी पाने के बाद ही तय करें कि इस बारे में आपका अगला कदम क्या होगा।

अंत में मैं वही कहना चाहूँगा जो मैं जनवरी 2020 से बोलता आ रहा हूँ कि कोरोना वायरस एक आर एन ए रेस्पिरेटरी वायरस है जो कि बड़ी तेजी से म्यूटेट होता है यानी अपना रूप बदलता है इसलिए इसके लिए कभी कोई प्रभावी वैक्सीन बन ही नहीं सकता। यही बात देश के तीन बड़े संस्थानों इंडियन पब्लिक हेल्थ ऐसोसिएशन (Indian Public health Association, IPHA), इंडियन एसोसिएशन ऑफ प्रीवेंटिव एंड सोशल मेडीसिन (Indian Association of Preventive and Social Medicine, IAPSM) और इंडियन ऐसोसिएशन ऑफ एपीडेमीलॉजिस्ट (Indian Association of Epidemiologist IAE) ने मिल कर एक संयुक्त वक्तव्य जारी किया और बताया कि वर्तमान कोरोना काल का वैक्सीन से कोई लेन-देन नहीं है और न ही निकट भविष्य में कोरोना का वैक्सीन आने वाला है इसलिए सारे लॉकडाउन खोल कर पाबंदी हटा देनी चाहिए।[69]

इस किताब में दिए गए सारे प्रमाणों के बावजूद हमारे माननीय प्रधानमंत्री देश में लॉकडाउन/सोशल डिस्टेंसिंग के नियम लागू करके देश को हानि क्यों पहुँचा रहे हैं जबकि 90 प्रतिशत देशों में स्कूल खुल

चुके हैं और माहौल लगभग सामान्य हो गया है। इस प्रश्न का उत्तर देने के लिए मैं आपको केवल तीन संकेत ही दूँगा :

1. मेडागास्कर के राष्ट्रपति एंड्री राजोएलिना ने अपने एक बयान में बताया कि डब्लयू एच ओ ने उन्हें बीस मिलियन डॉलर की रिश्वत देने की पेशकश की है, बशर्ते वे अपने यहाँ तैयार होने वाली हर्बल दवा में विष मिलाने को तैयार हो जाएँ।[70]

2. बेलारूस के राष्ट्रपति लुकाशेंको ने खुलासा किया कि वर्ल्ड बैंक उन्हें 940 मिलियन डॉलर कोरोना लोन देने के लिए मान गया है परंतु उन्हें देश में लॉकडाउन लगा कर सारी अर्थव्यवस्था को दांव पर लगाने के लिए तैयार होना होगा।[71]

3. याद रखें कि 22 मई, 2020 को डॉ. हर्षवर्धन को डब्लयू एच ओ के चेयरमैन ऑफ एक्जीक्यूटिव बोर्ड का पद मिला और पिछले वर्ष अक्टूबर माह में प्रधान मंत्री श्री नरेंद्र मोदी जी को बिल गेट्स की ओर से तोहफे के रूप में एक खास अवार्ड दिया गया।[72]

अब यह आप पर निर्भर करता है कि आप इन सभी बिंदुओं को जोड़ पाते हैं या नहीं!

आपको याद होगा, बिल गेट्स ने 2009 में आंध्र प्रदेश और गुजरात की हज़ारों आदिवासी लड़कियों पर गैर-कानूनी टीकाकरण करवाया था, जिससे कई लड़कियाँ मारी गईं और उनमें से सैंकड़ों गंभीर रूप से बीमार हो गईं।[73]

यहाँ तक कि, बिल गेट्स फाउंडेशन ने भारत में ओरल पोलियो वैक्सीन का टीकाकरण करवाया, जिससे 2000 से 2017 के बीच 496000 बच्चों को लकवा हो चुका है।[74]

संदर्भ

इस अध्याय से संबंधित **video and references** के लिए

www.biswaroop.com/nicebook लिंक पर जाएँ

भाग-2

Emergency management of COVID-19/Influenza/Flu

Be a
Certified "ILI Educator"
from
Shridhar University

Overview: The world has virtually stopped with the announcement of Covid-19 pandemic by WHO; the only thing to save mankind and bring the life back to normal is up to date knowledge about the truth of SARS-COV-2 and curing /managing Covid-19 . Shridhar University is the first university to launch fast-track one-month practice-oriented training to equip you with the knowledge which is the need of the hour.

Duration: 1 month

Content:

- What is Influenza like illness (ILI) ?
- Diagnosis of ILI
- History and Chemistry of Corona and other Flu Viruses
- Steps Diet to Cure Covid-19/ILI
- Strategy to Prevent ILI
- Caring for ILI (Covid-19) Patients
- Practice and Hand on Training on Real Patient(under the supervision of Dr. Biswaroop Roy Chowdhury and his medical team)

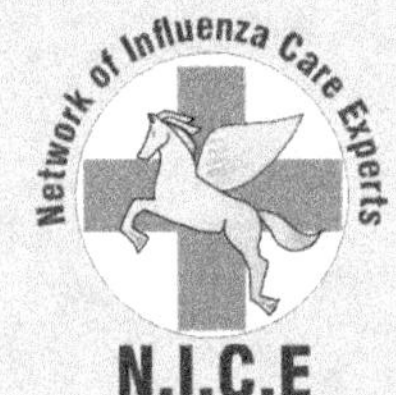

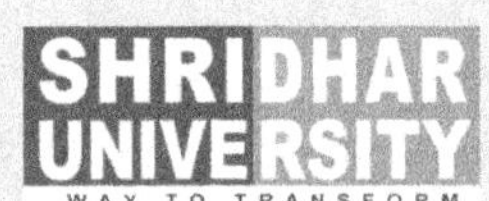

Course Fee: **INR 11,800/- (including GST)**
Mode of Training: **Online/ viva (oral examination) through a video call**

To register go to www.biswaroop.com/ie
CALL US :+91-9312286540 MAIL US: biswaroop@biswaroop.com

Its time to be N.I.C.E

एन.आई.सी.ई. (N.I.C.E) विशेषज्ञ

यहाँ उन एन.आई.सी.ई. विशेषज्ञों की आंशिक सूची दी जा रही है जो कोविड– 19/इंफ्लुएंजा/आईएलआई रोगियों को रोगमुक्त करने में दिन–रात लगे हुए हैं। उनमें से अधिकतर मलेशिया के लिंकन यूनिवर्सिटी कॉलेज से सर्टिफाइड मेडिकल पोषणविज्ञानी हैं।

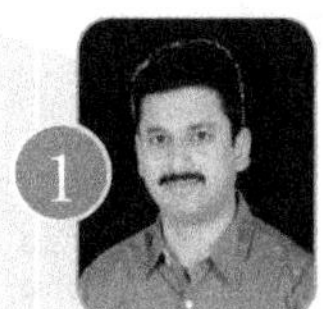

1

नाम	: डॉ. नीलेश पाटिल	
उम्र	: 45 वर्ष	**स्थान** : जलगाँव
व्यवसाय	: एमबीबीएस–हड्डी विशेषज्ञ	

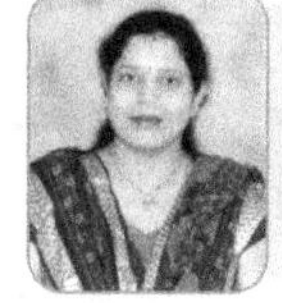

2

नाम	: डॉ पल्लवी पाटिल	
उम्र	: 42 वर्ष	**स्थान** : जलगाँव
व्यवसाय	: एमबीबीएस–डीएमआरई	

3

नाम	: डॉ. के. बी. तुमाने	
उम्र	: 59 वर्ष	**स्थान** : नागपुर
व्यवसाय	: छाती विशेषज्ञ – नागपुर नगर निगम के पूर्व चीफ डायरेक्टर (डिप्टी डायरेक्टर हैल्थ सर्विस)	

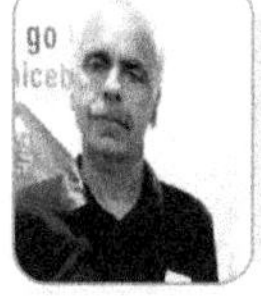

4

नाम	: पूर्व आईएएस डॉ. परवीन कुमार	
उम्र	: 60 वर्ष	**स्थान** : पंचकूला
व्यवसाय	: होम्योपैथ	

5

नाम	: डीजीपी हरिनारायण मिश्रा	
उम्र	: 43 वर्ष	**स्थान** : इंदौर
व्यवसाय	: आईपीएस ऑफिसर	

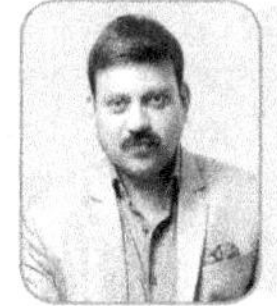

6

नाम	: मानस समर्थ	
उम्र	: 51 वर्ष	**स्थान** : गाजियाबाद
व्यवसाय	: व्यापार	

7

नाम	: योगेश मित्तल	
उम्र	: 49 वर्ष	**स्थान** : फरीदाबाद
व्यवसाय	: व्यापार	

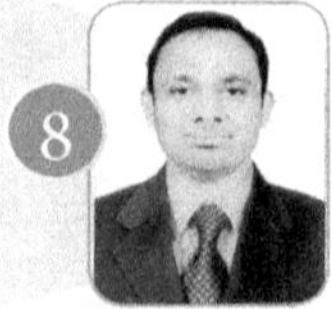

8

नाम	: आशुतोष मित्तल
उम्र	: 42 वर्ष **स्थान** : फरीदाबाद
व्यवसाय	: चेयरमैन, साईंटिफिक इंस्ट्रूमेंट कंपनी

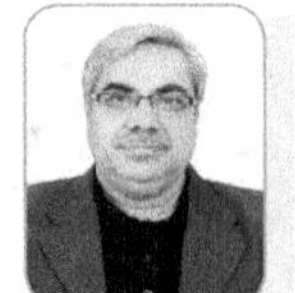

9

नाम	: महेश कौशिक
उम्र	: 58 वर्ष **स्थान** : फरीदाबाद
व्यवसाय	: सर्विस

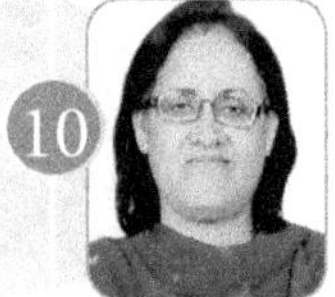

10

नाम	: निर्मला पांडे
उम्र	: 58 वर्ष **स्थान** : गुड़गाँव
व्यवसाय	: सॉफ्टवेयर टेस्टिंग ट्रेनर व प्राकृतिक चिकित्सक

11

नाम	: आदर्श नारायण प्रधान
उम्र	: 35 वर्ष **स्थान** : काठमांडू, नेपाल
व्यवसाय	: सॉयकोलोजिस्ट / प्रमाणित कोड-ब्लू ट्रेनर / प्रमाणित मधुमेह एजुकेटर

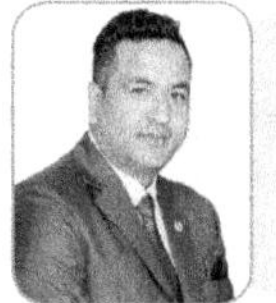

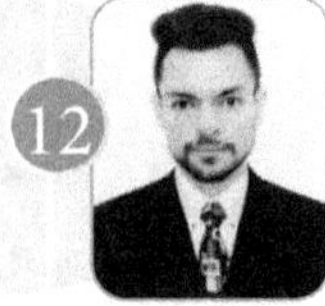

12

नाम	: अगम
उम्र	: 24 वर्ष **स्थान** : ऑस्ट्रेलिया
व्यवसाय	: स्वास्थ्य पोषण व व्यायाम विशेषज्ञ

13

नाम	: अमिल तम्राकर
उम्र	: 22 वर्ष **स्थान** : काठमांडू, नेपाल
व्यवसाय	: आईएलआई एजुकेटर

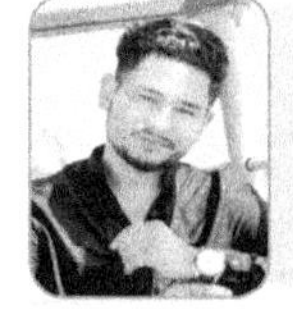

14

नाम	: आरती यादव
उम्र	: 33 वर्ष **स्थान** : डल्लास, टेक्सास, यूएसए
व्यवसाय	: मेडिकल पोषणविद्

15

नाम	: डेनियल
उम्र	: 38 वर्ष **स्थान** : दुबई, यूएई
व्यवसाय	: बी. ई /पेशेवर एडवांस पोषण थेरपिस्ट

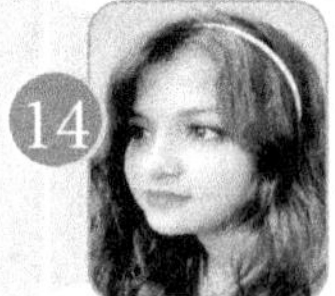

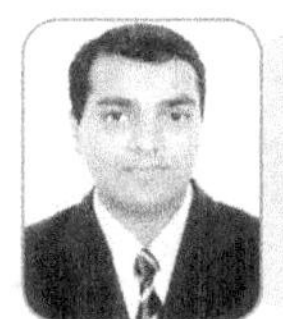

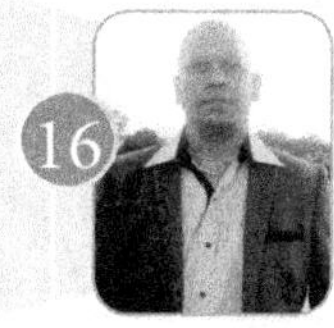

16

नाम	: डॉ. धनुपार्तब बंसी (अयोध्यानाथ दास)
उम्र	: 60 वर्ष **स्थान** : मॉरीशस
व्यवसाय	: नैचुरोपैथी डॉक्टर

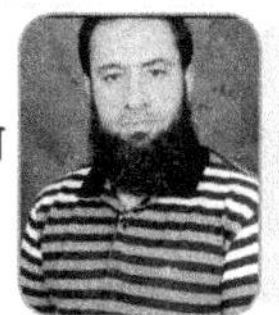

17

नाम	: डॉ. मसूद अहमद खान
उम्र	: 54 वर्ष **स्थान** : गुजराँवाला, पाकिस्तान
व्यवसाय	: होम्योपैथी डॉक्टर

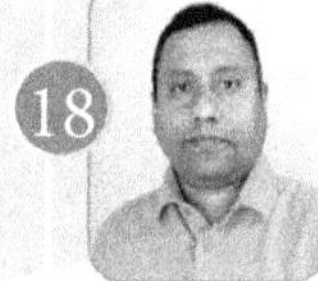

18

नाम	: दुर्गेश प्रसाद
उम्र	: 45 वर्ष **स्थान** : एटलांटा, जीए, यूएसए
व्यवसाय	: मैनेजर, आईटी / पेशेवर एडवांस पोषण चिकित्सक

19

नाम	: हैमेशेल कौर
उम्र	: 38 वर्ष **स्थान** : ईस्टन, पेंसिल्वेनिया
व्यवसाय	: मधुमेह चिकित्सक

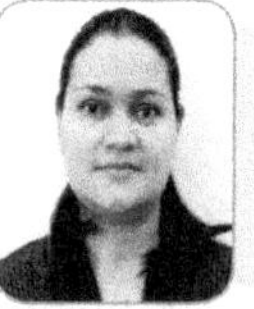

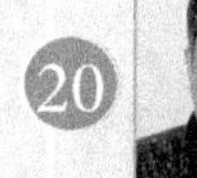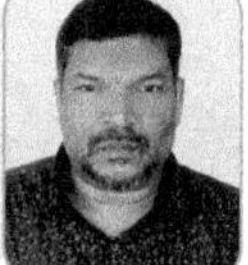

20

नाम	: इब्राहिम फैज़ल जलील
उम्र	: 56 वर्ष **स्थान** : माले, मालदीव
व्यवसाय	: कैप्टन

21

नाम	: कमलप्रीत सिंह
उम्र	: 23 वर्ष **स्थान** : मिस्सिसागुआ, कनाडा
व्यवसाय	: विद्यार्थी / पेशेवर एडवांस पोषण चिकित्सक

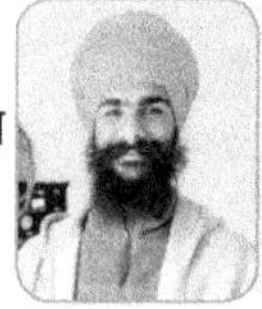

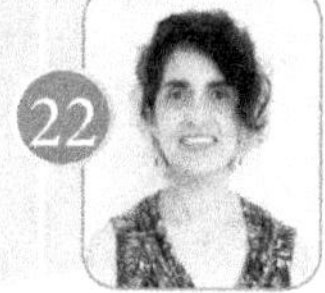

22

नाम	: डॉ. कमलाक्षी शाहदेव
उम्र	: 51 वर्ष **स्थान** : ग्रींसबोरो, नॉर्थ कैलिफोर्निया, यूएसए
व्यवसाय	: पूर्व फार्मास्यूटिकल रिसर्च सांइटिस्ट

23

नाम	: मेघ बहादुर बासनेट
उम्र	: 42 वर्ष **स्थान** : कावासोती, नेपाल
व्यवसाय	: स्वास्थ्य कोच

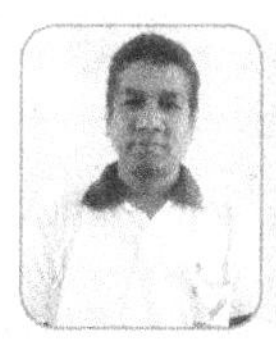

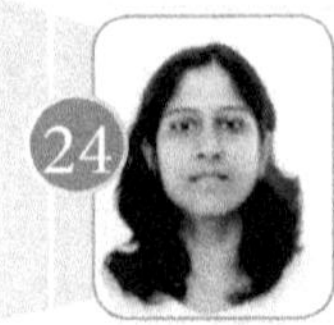

24

नाम	: मोहना रामास्वामी
उम्र	: 41 वर्ष **स्थान** : लंदन, यूके
व्यवसाय	: प्रमाणित मधुमेह एजुकेटर

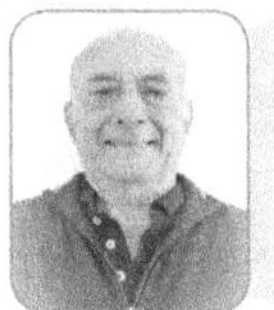

25

नाम	: प्रमोद कुमार भंडारी
उम्र	: 67 वर्ष **स्थान** : एस्कर, नार्वे
व्यवसाय	: सीनियर इंस्ट्रूमेंट इंजीनियर

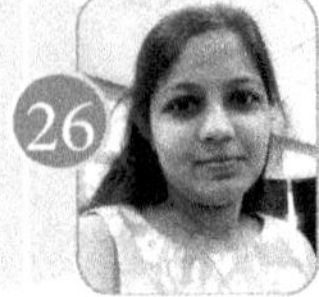

26

नाम	: रुचि सुराना
उम्र	: 33 वर्ष **स्थान** : दुबई, यूएई
व्यवसाय	: पुनर्बीमा विश्लेषक (पोषकविद्)

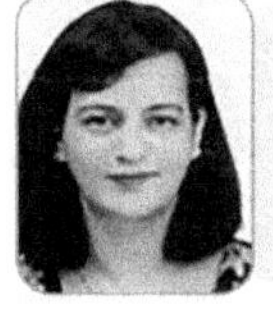

27

नाम	: सांद्रा फर्नांडीज़ पेस
उम्र	: 42 वर्ष **स्थान** : साल्मिया, कुवैत
व्यवसाय	: सर्विस

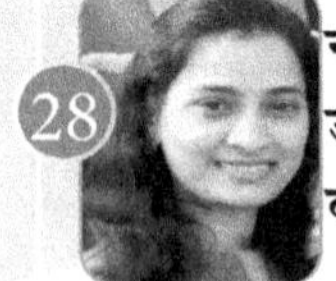

28

नाम	: ऊमा श्री मोतुरु
उम्र	: 31 वर्ष **स्थान** : अल्फारेट्टा, जीए, यूएसए
व्यवसाय	: वेलनेस काउंसलर

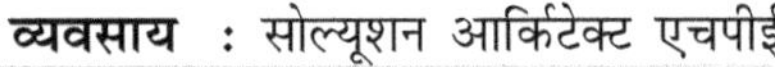

29

नाम	: विक्रांत डोगरा
उम्र	: 42 वर्ष **स्थान** : मार्सडन पार्क, एनएसडब्ल्यू ऑस्ट्रेलिया
व्यवसाय	: सोल्यूशन आर्किटेक्ट एचपीई

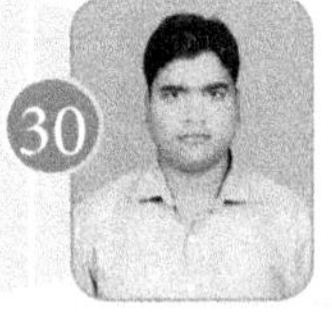

30

नाम	: अभिषेक सिंह
उम्र	: 33 वर्ष **स्थान** : वाराणसी
व्यवसाय	: बीएचएमएस

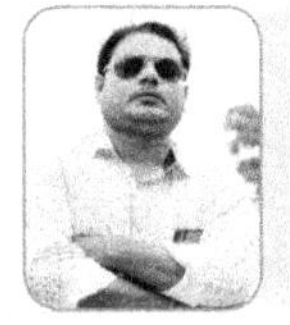

31

नाम	: अजय सिंह
उम्र	: 39 वर्ष **स्थान** : सीतापुर
व्यवसाय	: स्वास्थ्य व्यवसायी

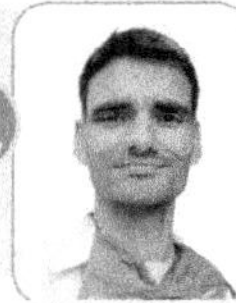

32

नाम	: अजीत सिंह फौजदार	
उम्र	: 34 वर्ष	**स्थान** : भरतपुर
व्यवसाय	: प्रमाणित मधुमेह एजुकेटर	

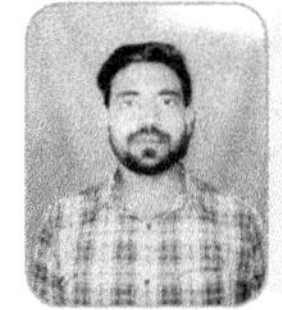

33

नाम	: अजीत कुमार बर्नवाल	
उम्र	: 30 वर्ष	**स्थान** : पांडवेश्वर
व्यवसाय	: संचालन मैनेजर / पेशेवर एडवांस पोषण चिकित्सक	

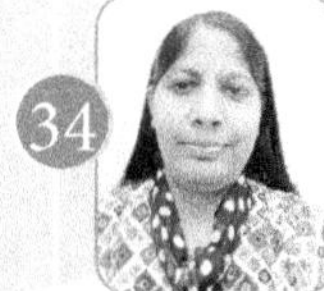

34

नाम	: अलिशा मैसी	
उम्र	: 44 वर्ष	**स्थान** : चंडीगढ़
व्यवसाय	: प्रमाणित मधुमेह चिकित्सक	

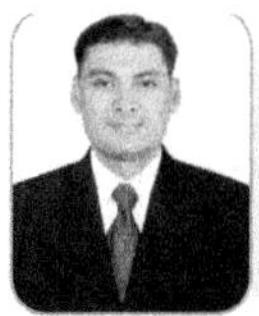

35

नाम	: अमरनाथ वी गाँवकर	
उम्र	: 46 वर्ष	**स्थान** : मारगाँव़
व्यवसाय	: जैविक किसान / पेशेवर एडवांस पोषण चिकित्सक	

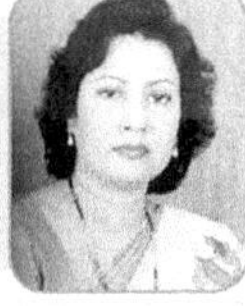

36

नाम	: अमीना कौसर	
उम्र	: 60 वर्ष	**स्थान** : हैदराबाद़
व्यवसाय	: एक्युप्रेशर चिकित्सक	

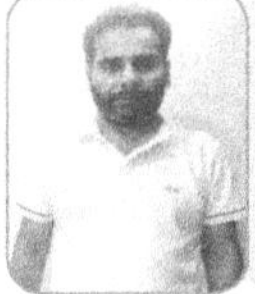

37

नाम	: अमित अनेजा	
उम्र	: 37 वर्ष	**स्थान** : पानीपत
व्यवसाय	: पेशेवर एडवांस पोषण चिकित्सक	

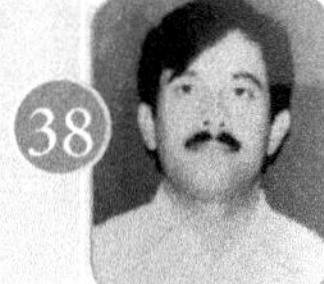

38

नाम	: अमित शिम्पी	
उम्र	: 33 वर्ष	**स्थान** : नासिक
व्यवसाय	: मधुमेह एजुकेटर	

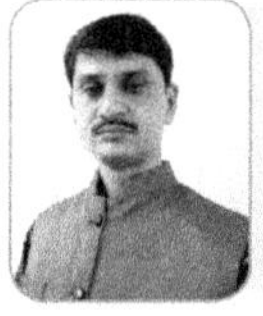

39

नाम	: अमृत टीकमचंद सिंघवी	
उम्र	: 42 वर्ष	**स्थान** : अमरावती
व्यवसाय	: मधुमेह एजुकेटर	

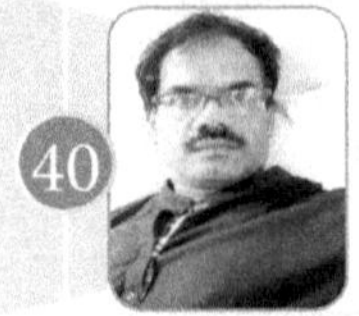

40

नाम : अनंत कुमार पांडा
उम्र : 44 वर्ष   **स्थान** : गुनुपुर
व्यवसाय : पेशेवर एडवांस पोषण चिकित्सक

41

नाम : अनिल कुमार हरभजंका
उम्र : 46 वर्ष   **स्थान** : कोलकाता
व्यवसाय : स्वास्थ्य सलाहकार

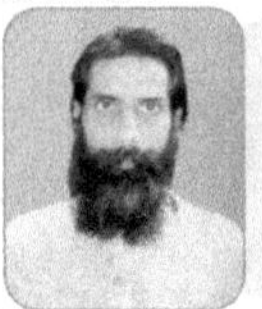

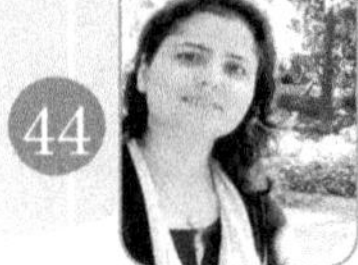

42

नाम : अंजली आर्य चोपड़ा
उम्र : 47 वर्ष   **स्थान** : वृंदावन, मथुरा
व्यवसाय : नेचुरोथेरेपी चिकित्सक

43

नाम : अंसारी साहिमा निहाल अहमद
उम्र : 19 वर्ष   **स्थान** : मुम्बई
व्यवसाय : फिजियोथेरेपिस्ट

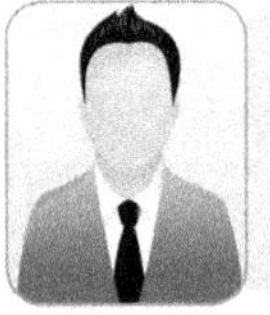

44

नाम : अनुपमा तोमर
उम्र : 39 वर्ष   **स्थान** : पूना
व्यवसाय : प्राकृतिक चिकित्सा

45

नाम : अनुराग मित्तल
उम्र : 49 वर्ष   **स्थान** : दिल्ली
व्यवसाय : पेशेवर एडवांस पोषण चिकित्सक

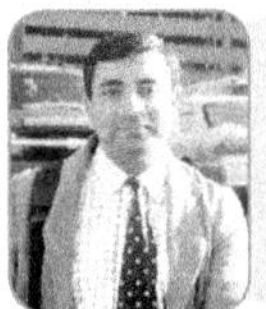

46

नाम : अपर्णा दास
उम्र : 55 वर्ष   **स्थान** : सिलिगुड़ी
व्यवसाय : वेलनेस काउंसलर

47

नाम : आकिब रशीद
उम्र : 27 वर्ष   **स्थान** : क्योंझिर
व्यवसाय : पेशेवर एडवांस पोषण चिकित्सक

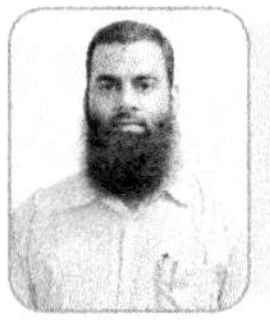

 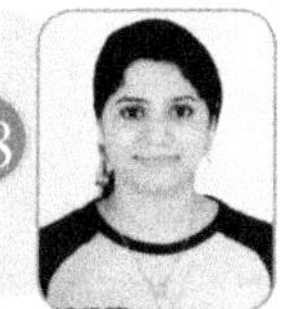

48

नाम	: अपर्णा मधु सुवर्ण
उम्र	: 38 वर्ष **स्थान** : थाने
व्यवसाय	: पेशेवर एडवांस पोषण चिकित्सक

49

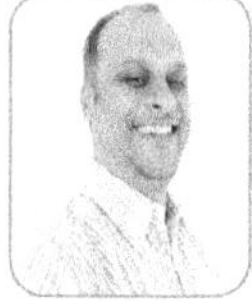

नाम	: अरशद हसनैन
उम्र	: 46 वर्ष **स्थान** : बैंगलोर
व्यवसाय	: आईएलआई एजुकेटर

50

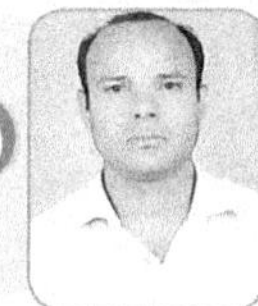

नाम	: अरुण कुमार
उम्र	: 40 वर्ष **स्थान** : चाँदपुर जिला बिजनौर
व्यवसाय	: एडवांस पोषण चिकित्सक

51

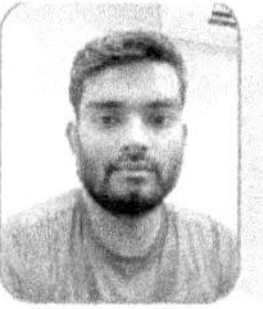

नाम	: अरुण कुमार उपाध्याय
उम्र	: 33 वर्ष **स्थान** : हावड़ा
व्यवसाय	: फिटनेस ट्रेनर व मधुमेह एजुकेटर

52

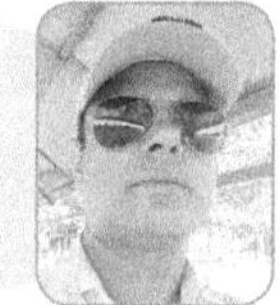

नाम	: अरुण शर्मा
उम्र	: 34 वर्ष **स्थान** : आगरा
व्यवसाय	: आईएलआई एजुकेटर

53

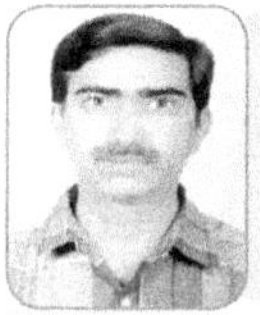

नाम	: अरविंद कुमार प्लाहा
उम्र	: 46 वर्ष **स्थान** : लुधियाना
व्यवसाय	: योग टीचर व मधुमेह एजुकेटर

54

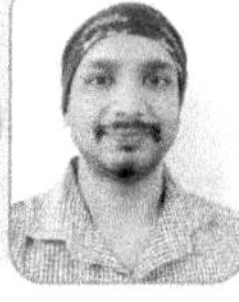

नाम	: आशीष अग्रवाल
उम्र	: 37 वर्ष **स्थान** : पूना
व्यवसाय	: बैडमिंटन कोच / प्रमाणित मधुमेह एजुकेटर

55

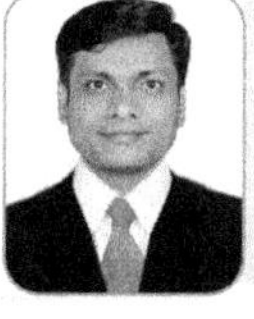

नाम	: आशीष कुमार जानी
उम्र	: 36 वर्ष **स्थान** : अदालज (गाँधी नगर)
व्यवसाय	: एनडीडीवाय अंतिम वर्ष विद्यार्थी / आईएलआई एजुकेटर

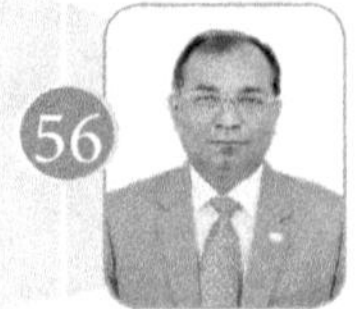

नाम	: अशोक एन अदक	
56 **उम्र**	: 57 वर्ष	**स्थान** : पूना
व्यवसाय	: व्यवसायिक सलाहकार / प्रमाणित मधुमेह एजुकेटर	

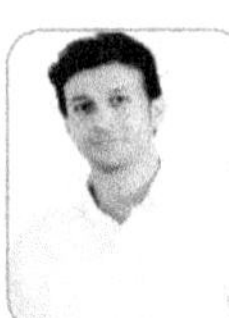

नाम	: आतिश आर जायसवाल	
57 **उम्र**	: 34 वर्ष	**स्थान** : पूना
व्यवसाय	: चिकित्सक पोषण हावर्ड / पेशेवर मधुमेह एजुकेटर आईवीएमबी वियतनाम	

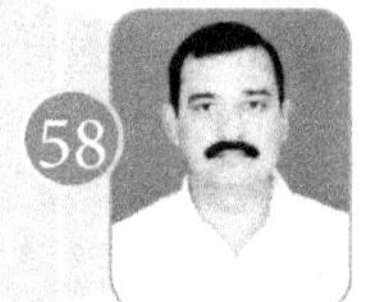

नाम	: अतुल जैन	
58 **उम्र**	: 49 वर्ष	**स्थान** : दिल्ली
व्यवसाय	: प्राकृतिक चिकित्सक व मधुमेह एजुकेटर	

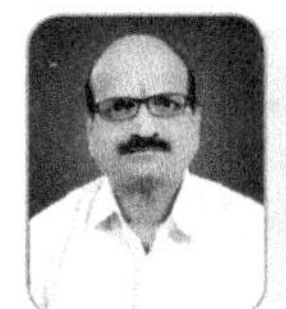

नाम	: अविनाश पोपटराव सबारे	
59 **उम्र**	: 51 वर्ष	**स्थान** : अहमद नगर
व्यवसाय	: पेशेवर एडवांस पोषण चिकित्सक	

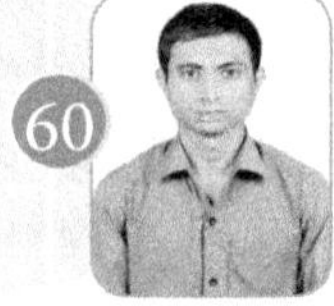

नाम	: अयान हालदर	
60 **उम्र**	: 25 वर्ष	**स्थान** : दानकुनी
व्यवसाय	: प्रमाणित मधुमेह एजुकेटर ऑफ आईवीएमबी	

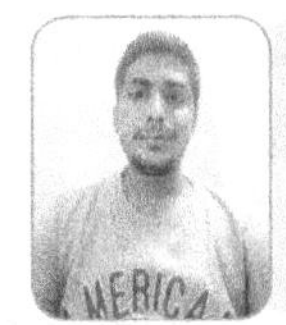

नाम	: अज़हरूद्दीन अहमद	
61 **उम्र**	: 22 वर्ष	**स्थान** : गुलबर्गा
व्यवसाय	: बीयूएमएस	

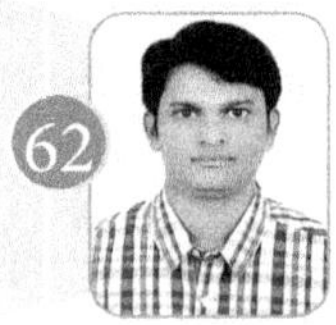

नाम	: बी. नरेंद्रम	
62 **उम्र**	: 41 वर्ष	**स्थान** : चेन्नई
व्यवसाय	: मधुमेह एजुकेटर, स्वास्थ्य कोच, पेशेवर इलेक्ट्रो होम्यो	

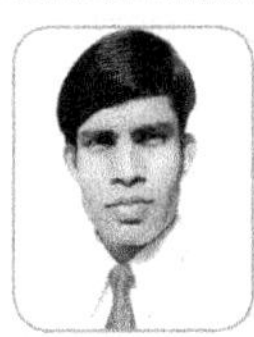

नाम	: बाबासाहेब धेरे	
63 **उम्र**	: 33 वर्ष	**स्थान** : डोम्बीवली
व्यवसाय	: ऊर्जा उपचारक	

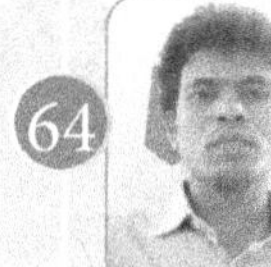

64

नाम	: बालासुब्रामण्यम एस
उम्र	: 42 वर्ष **स्थान** : मुम्बई
व्यवसाय	: योग टीचर

65

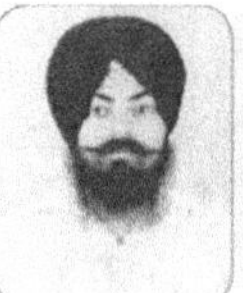

नाम	: बलतेज सिंह
उम्र	: 35 वर्ष **स्थान** : बरनाला
व्यवसाय	: पेशेवर एडवांस पोषण चिकित्सक

66

नाम	: भगवान दास
उम्र	: 60 वर्ष **स्थान** : उन्नाव
व्यवसाय	: स्वास्थ्य सलाहकार

67

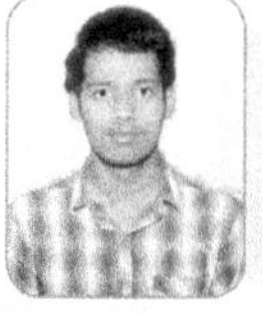

नाम	: भास्कर श्रीनिवास
उम्र	: 29 वर्ष **स्थान** : बैंगलोर
व्यवसाय	: पेशेवर एडवांस पोषण चिकित्सक

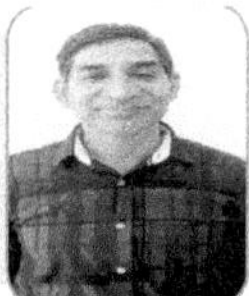

68

नाम	: भूपेंद्र सिंह पंवार
उम्र	: 49 वर्ष **स्थान** : हरिद्वार
व्यवसाय	: पेशेवर एडवांस पोषण चिकित्सक

69

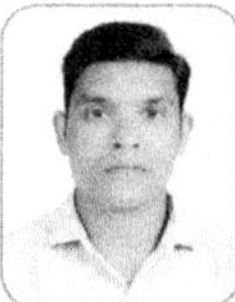

नाम	: बिभूति बारिक
उम्र	: 32 वर्ष **स्थान** : बोलंगीर
व्यवसाय	: चिकित्सक प्रतिनिधि

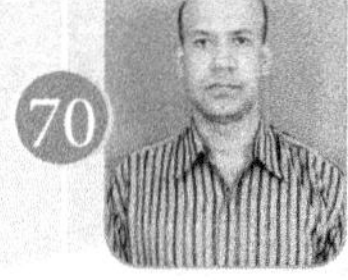

70

नाम	: बिमल पाल
उम्र	: 41 वर्ष **स्थान** : बर्धमान
व्यवसाय	: पेशेवर एडवांस पोषण चिकित्सक

71

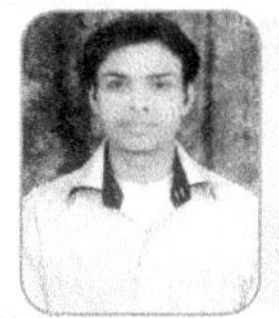

नाम	: बिनय कुमार सिन्हा
उम्र	: 43 वर्ष **स्थान** : मोहाली
व्यवसाय	: सरकारी कर्मचारी / आईएलआई एजुकेटर

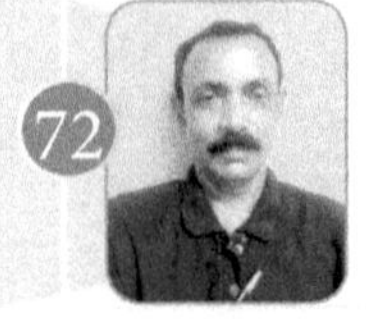

नाम	: विस्वजीत दत्ता
उम्र	: 52 वर्ष — **स्थान** : कंचनबाड़ी
व्यवसाय	: सरकारी शिक्षक / पेशेवर एडवांस पोषण चिकित्सक

72

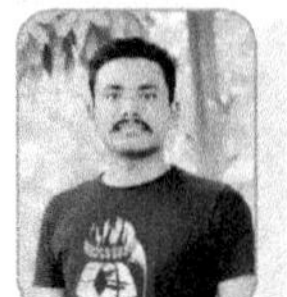

नाम	: ब्रजकिशोर सिन्हा
उम्र	: 28 वर्ष — **स्थान** : सिल्चर
व्यवसाय	: सशस्त्र बल / पेशेवर एडवांस पोषण चिकित्सक

73

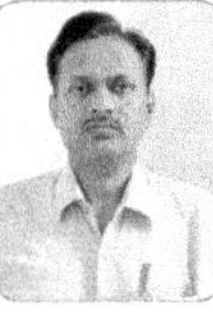

नाम	: ब्रिजेश सिंह
उम्र	: 48 वर्ष — **स्थान** : कानपुर
व्यवसाय	: प्राकृतिक चिकित्सक / पेशेवर एडवांस पोषण चिकित्सक

74

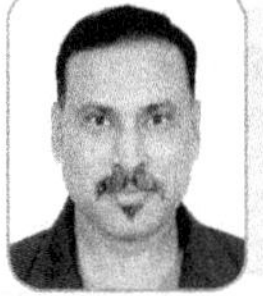

नाम	: ब्रिजमोहन यादव
उम्र	: 46 वर्ष — **स्थान** : चेन्नई
व्यवसाय	: पेशेवर मधुमेह एजुकेटर

75

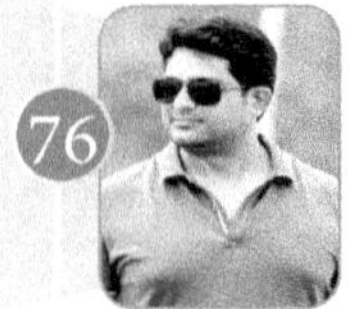

नाम	: सी नीला मेघ श्याम
उम्र	: 40 वर्ष — **स्थान** : बैंगलोर
व्यवसाय	: पूर्व सॉफ्टवेयर / आईएलआई एजुकेटर

76

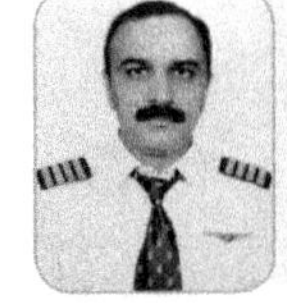

नाम	: कैप्टन अभिषेक सहाय
उम्र	: 42 वर्ष — **स्थान** : कोलकाता
व्यवसाय	: पायलट / आईएलआई एजुकेटर

77

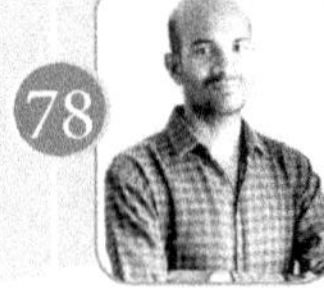

नाम	: चंद्रमौली कोम्मानाबिल्ली
उम्र	: 32 वर्ष — **स्थान** : विजिआनाग्राम
व्यवसाय	: पोषण व स्वास्थ्य एजुकेटर

78

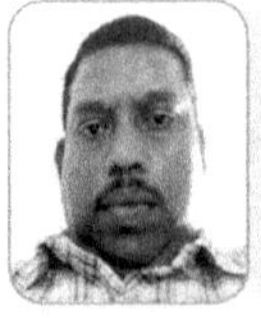

नाम	: चंद्रशेखर पालिकोंडावर
उम्र	: 45 वर्ष — **स्थान** : पुसद
व्यवसाय	: प्राकृतिक चिकित्सक / पेशेवर एडवांस पोषण चिकित्सक

79

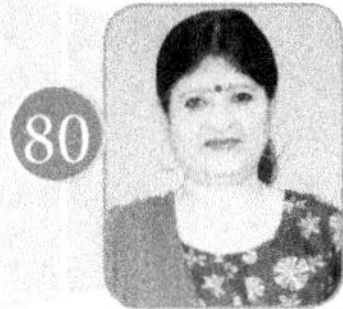

नाम	: छाया श्रीवास्तव
उम्र	: 56 वर्ष **स्थान** : फरीदाबाद
व्यवसाय	: शिक्षक व प्राकृतिक चिकित्सक

80

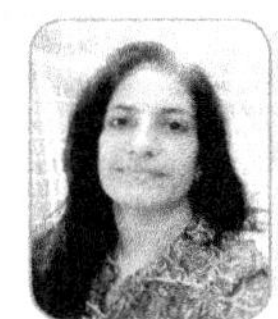

नाम	: चित्रा जैन
उम्र	: 50 वर्ष **स्थान** : पूना
व्यवसाय	: वेलनेस काउंसलर / योग प्रशिक्षक

81

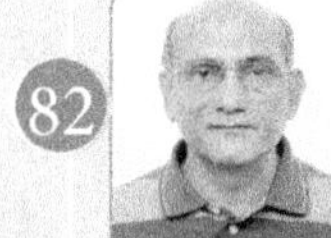

नाम	: चोटालिया सुरेशचंद्र
उम्र	: 65 वर्ष **स्थान** : राजकोट
व्यवसाय	: प्राकृतिक चिकित्सक

82

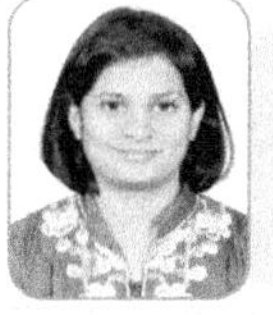

नाम	: दीप्ती वी हेलगाँवकर
उम्र	: 42 वर्ष **स्थान** : मुम्बई
व्यवसाय	: सहायक जनरल मैनेजर, नाबार्ड / पेशेवर एडवांस पोषण चिकित्सक

83

 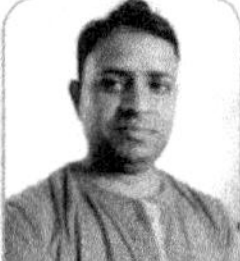

नाम	: धर्मेंद्र कुमार पांडे
उम्र	: 40 वर्ष **स्थान** : दिल्ली
व्यवसाय	: सॉफ्टवेयर इंजीनियर / पेशेवर एडवांस पोषण चिकित्सक

84

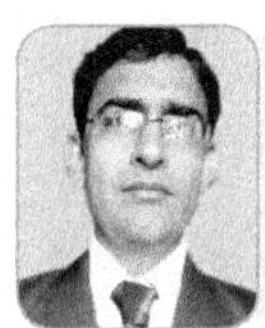

नाम	: धर्मेंद्र कुमार सिंह
उम्र	: 42 वर्ष **स्थान** : पटना
व्यवसाय	: मधुमेह एजुकेटर

85

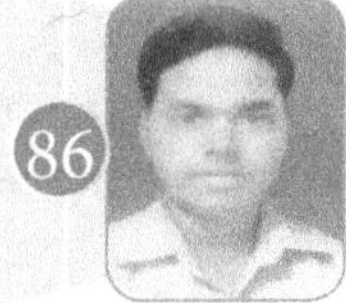

नाम	: धीरज गुप्ता
उम्र	: 32 वर्ष **स्थान** : कल्याण (थाने)
व्यवसाय	: आयुर्वेद प्रचारक

86

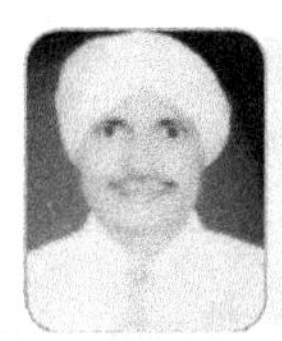

नाम	: धीरज कुमार शुक्ला
उम्र	: 37 वर्ष **स्थान** : रोहतक
व्यवसाय	: वकील / पेशेवर एडवांस पोषण चिकित्सक

87

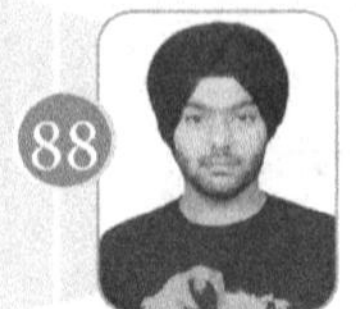

नाम	: दिलबाग सिंह
उम्र	: 27 वर्ष　　　　**स्थान** : वी कोटला हेरन
व्यवसाय	: पेशेवर एडवांस पोषण चिकित्सक

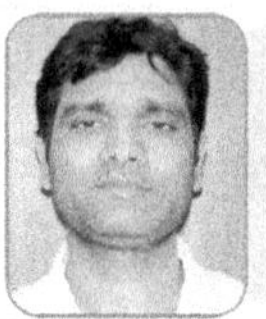

नाम	: दिलीप राय
उम्र	: 35 वर्ष　　　　**स्थान** : नागपुर
व्यवसाय	: काल सेंटर एक्ज़ीक्यूटिव / पेशेवर एडवांस पोषण चिकित्सक

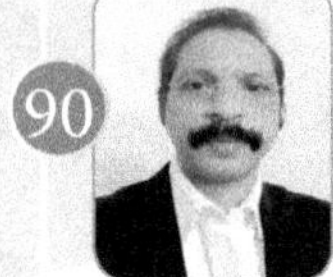

नाम	: डॉ. एबीएमके वारा प्रसाद
उम्र	: 38 वर्ष　　　　**स्थान** : विशाखापट्नम
व्यवसाय	: प्रमाणित मधुमेह एजुकेटर चिकित्सक

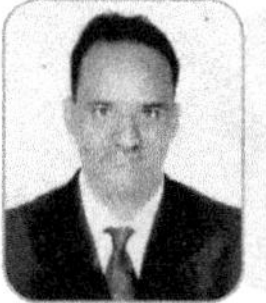

नाम	: डॉ. अजय पाल सिंह
उम्र	: 60 वर्ष　　　　**स्थान** : फरीदाबाद
व्यवसाय	: प्रमाणित मधुमेह एजुकेटर

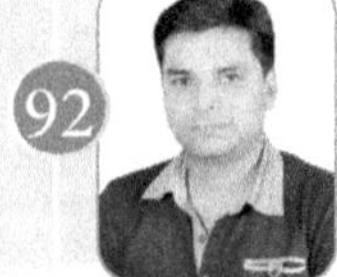

नाम	: डॉ. अखिलेश साहू
उम्र	: 35 वर्ष　　　　**स्थान** : रायपुर
व्यवसाय	: डॉक्टर (एमपीटी, एमएस), पीएचडी (प्राकृतिक विज्ञान व चिकित्सा)

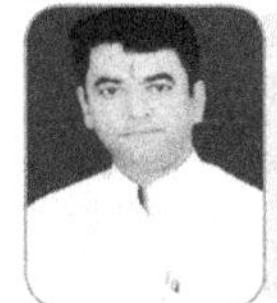

नाम	: डॉ. अविनाश दाधीच
उम्र	: 40 वर्ष　　　　**स्थान** : जयपुर
व्यवसाय	: स्वास्थ्य प्रचारकविज्ञान व चिकित्सा

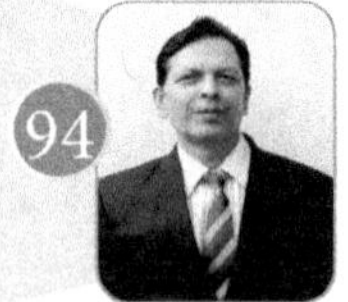

नाम	: डॉ. चतुरा नंद दास
उम्र	: 63 वर्ष　　　　**स्थान** : आगरा
व्यवसाय	: मेडिकल प्रैक्टिस

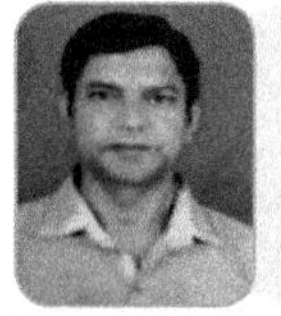

नाम	: डॉ. गौतम पॉल
उम्र	: 47 वर्ष　　　　**स्थान** : कोलकाता
व्यवसाय	: डीबीएमएस

नाम	: डॉ. हर्षा भोरहरी
उम्र	: 43 वर्ष **स्थान** : अहमदाबाद
व्यवसाय	: समग्र चिकित्सक व आयुर्वेद सलाहकार

96

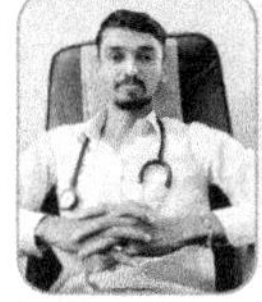

नाम	: डॉ. कर्णराज संदीप देशमुख
उम्र	: 27 वर्ष **स्थान** : कोरेगाँव
व्यवसाय	: डॉक्टर

97

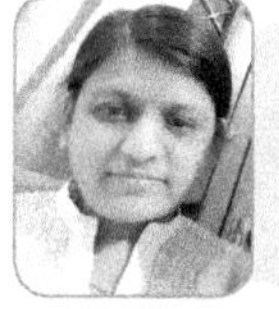

नाम	: डॉ. माधव नायक
उम्र	: 32 वर्ष **स्थान** : बेहरामपुर
व्यवसाय	: डॉक्टर एमबीबीएस एमडी

98

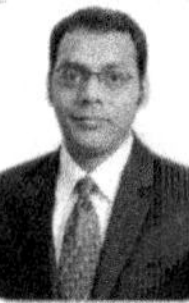

नाम	: डॉ. निधि जैन
उम्र	: 42 वर्ष **स्थान** : मंडलेश्वर
व्यवसाय	: होम्योपैथी

99

नाम	: डॉ. पंकज चौधरी
उम्र	: 39 वर्ष **स्थान** : कानपुर
व्यवसाय	: बीएचएमएस

100

नाम	: डॉ. परमानंद पाटिल
उम्र	: 34 वर्ष **स्थान** : जलगाँव
व्यवसाय	: बीएचएमएस

101

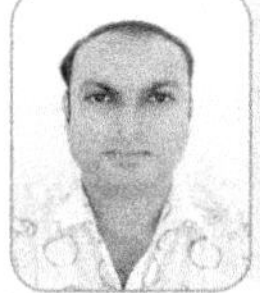

नाम	: डॉ. पूरन शर्मा
उम्र	: 45 वर्ष **स्थान** : नई दिल्ली
व्यवसाय	: समग्र जीवन शैली कोच

102

नाम	: डॉ. राज भगत
उम्र	: 34 वर्ष **स्थान** : जम्मू
व्यवसाय	: बीडीएस / पीजीडीसीसी / प्रमाणित मधुमेह एजुकेटर

103

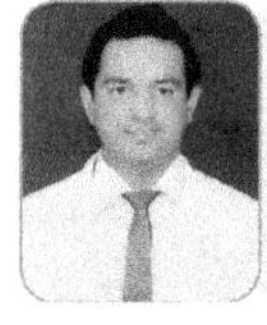

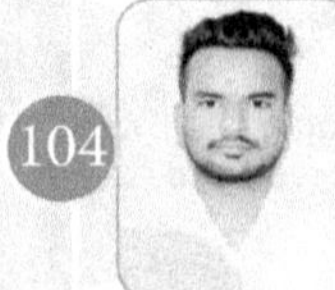

<table>
<tr><td rowspan="3">104</td><td>नाम</td><td colspan="2">: रजत भारती</td></tr>
<tr><td>उम्र</td><td>: 25 वर्ष</td><td>स्थान : पठानकोट</td></tr>
<tr><td>व्यवसाय</td><td colspan="2">: बायोटेक्नोलॉजिस्ट, व्हीटग्रास विशेषज्ञ व पेशेवर मधुमेह एजुकेटर</td></tr>
</table>

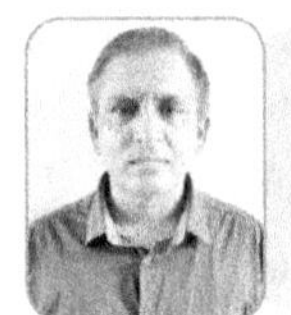

<table>
<tr><td rowspan="3">105</td><td>नाम</td><td colspan="2">: डॉ. राजेंद्र प्रसाद कुमावत</td></tr>
<tr><td>उम्र</td><td>: 53 वर्ष</td><td>स्थान : कालाडेरा (जयपुर)</td></tr>
<tr><td>व्यवसाय</td><td colspan="2">: स्पोर्ट्स फिजियोथेरपिस्ट</td></tr>
</table>

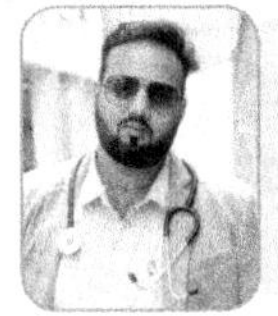

<table>
<tr><td rowspan="3">106</td><td>नाम</td><td colspan="2">: डॉ. सीमा अरोड़ा</td></tr>
<tr><td>उम्र</td><td>: 53 वर्ष</td><td>स्थान : ऊना</td></tr>
<tr><td>व्यवसाय</td><td colspan="2">: डॉक्टर</td></tr>
</table>

<table>
<tr><td rowspan="3">107</td><td>नाम</td><td colspan="2">: डॉ. शिवम बथरी</td></tr>
<tr><td>उम्र</td><td>: 24 वर्ष</td><td>स्थान : बैंगलोर</td></tr>
<tr><td>व्यवसाय</td><td colspan="2">: बीएएमएस</td></tr>
</table>

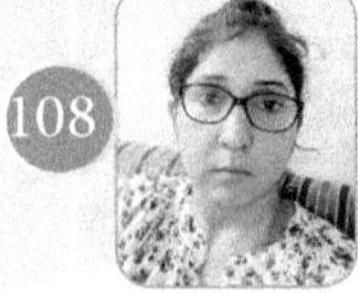

<table>
<tr><td rowspan="3">108</td><td>नाम</td><td colspan="2">: डॉ. श्वेता</td></tr>
<tr><td>उम्र</td><td>: 38 वर्ष</td><td>स्थान : गाजियाबाद</td></tr>
<tr><td>व्यवसाय</td><td colspan="2">: डॉक्टर</td></tr>
</table>

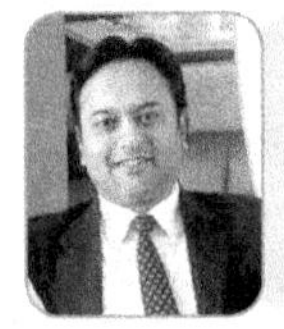

<table>
<tr><td rowspan="3">109</td><td>नाम</td><td colspan="2">: डॉ. विशाल सिंह चौहान</td></tr>
<tr><td>उम्र</td><td>: 40 वर्ष</td><td>स्थान : ग्रेटर नोयडा</td></tr>
<tr><td>व्यवसाय</td><td colspan="2">: बीएचएमएस, एम. डी.</td></tr>
</table>

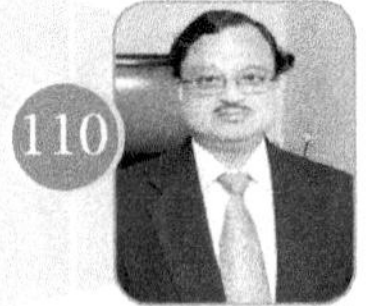

<table>
<tr><td rowspan="3">110</td><td>नाम</td><td colspan="2">: डॉ. बरीन कुमार राय</td></tr>
<tr><td>उम्र</td><td>: 50 वर्ष</td><td>स्थान : कोलकाता</td></tr>
<tr><td>व्यवसाय</td><td colspan="2">: शिक्षक व मधुमेह एजुकेटर</td></tr>
</table>

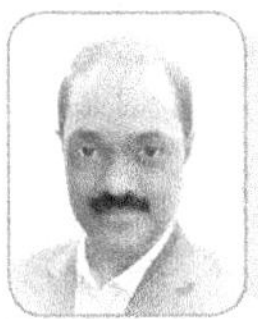

<table>
<tr><td rowspan="3">111</td><td>नाम</td><td colspan="2">: डॉ. सी राजशेखर</td></tr>
<tr><td>उम्र</td><td>: 46 वर्ष</td><td>स्थान : बैंगलोर</td></tr>
<tr><td>व्यवसाय</td><td colspan="2">: स्वास्थ्य कोच</td></tr>
</table>

112

नाम	: डॉ. एकता अग्रवाल
उम्र	: 44 वर्ष **स्थान** : कोटा
व्यवसाय	: मधुमेह एजुकेटर प्राकृतिक विज्ञान व चिकित्सा

113

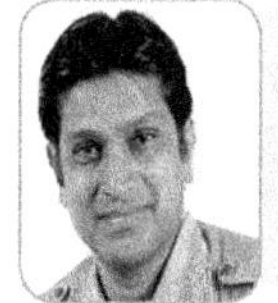

नाम	: डॉ. गोपाल मौर
उम्र	: 47 वर्ष **स्थान** : सूरत
व्यवसाय	: मधुमेह एजुकेटर

114

नाम	: डॉ. इंदु विश्वकर्मा
उम्र	: 56 वर्ष **स्थान** : वाराणसी
व्यवसाय	: मेडिकल ऑफिसर

115

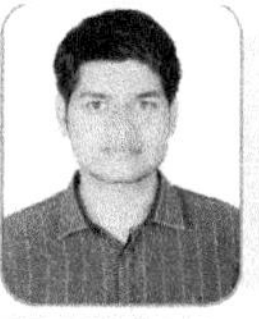

नाम	: डॉ. कृष्ण पारीक
उम्र	: 25 वर्ष **स्थान** : हैदराबाद
व्यवसाय	: पब्लिक हेल्थ स्टूडेंट

116

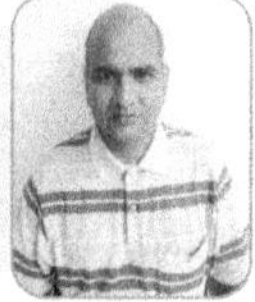

नाम	: डॉ. संजय कुमार पटेल
उम्र	: 49 वर्ष **स्थान** : राय बरेली
व्यवसाय	: होम्योपैथी फिजिशियन

117

नाम	: डॉ. शर्मिष्ठा चक्रवर्ती
उम्र	: 33 वर्ष **स्थान** : कोलकाता
व्यवसाय	: मधुमेह एजुकेटर, कोड ब्लू ट्रेनर

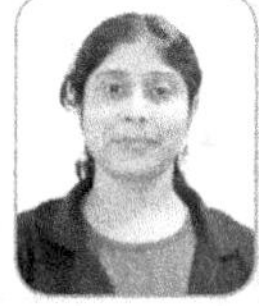

118

नाम	: डॉ. शिखा श्रीवास्तव
उम्र	: 41 वर्ष **स्थान** : नई दिल्ली
व्यवसाय	: सहायक प्रोफेसर

119

नाम	: डॉ. सुनीता आर्य
उम्र	: 53 वर्ष **स्थान** : हैदराबाद
व्यवसाय	: क्लिनिकल पोषण (पीएचडी, पोषण)

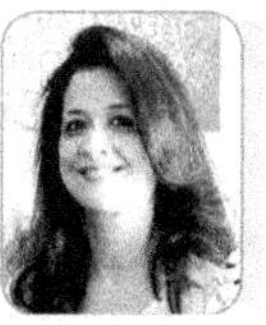

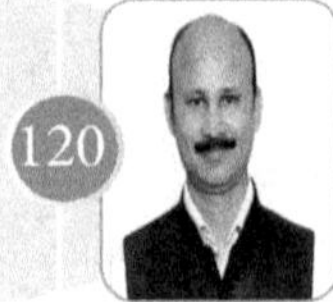

नाम : डॉ. सुरेंद्र मुन्डा
उम्र : 41 वर्ष   **स्थान** : राउरकेला
व्यवसाय : स्वास्थ्य प्रचारक

120

नाम : डॉ. सैयद आरिफ
उम्र : 45 वर्ष   **स्थान** : गुलबर्गा
व्यवसाय : स्वास्थ्य प्रचारक व लेक्चरर

121

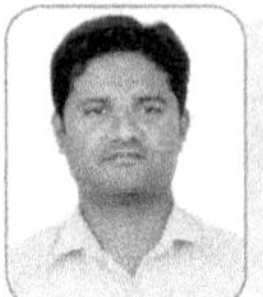

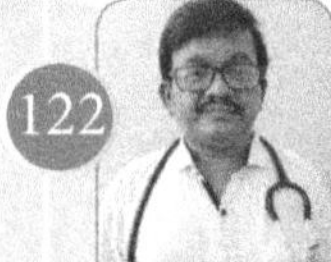

नाम : डॉ. अंकेश रंजन पाल
उम्र : 45 वर्ष   **स्थान** : आसनसोल
व्यवसाय : समग्र व सामुदायिक स्वास्थ्य प्रचारक

122

नाम : डॉ. अतुल रमेश नारखेडे
उम्र : 48 वर्ष   **स्थान** : सूरत
व्यवसाय : होम्योपैथी

123

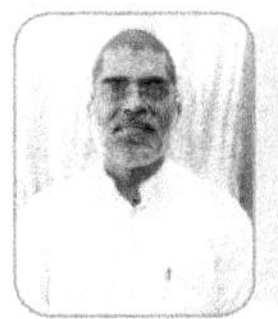

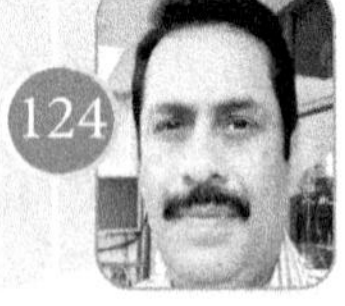

नाम : डॉ. ए वी अग्रवाल
उम्र : 46 वर्ष   **स्थान** : चंडीगढ़
व्यवसाय : डॉक्टर

124

नाम : डॉ. भवानी वेदीचेरला
उम्र : 41 वर्ष   **स्थान** : हैदराबाद
व्यवसाय : सहयोगी वैज्ञानिक

125

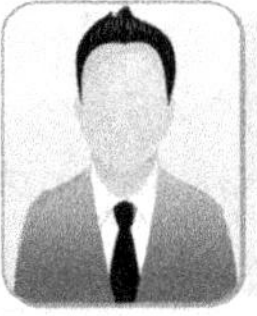

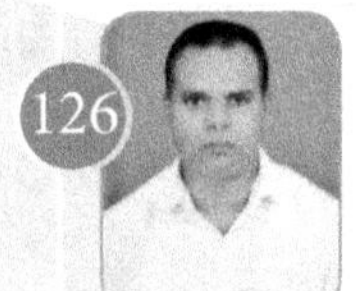

नाम : डॉ. मदन लाल
उम्र : 40 वर्ष   **स्थान** : अम्बेडकर नगर
व्यवसाय : प्राकृतिक चिकित्सा

126

नाम : डॉ. नरसिंहास्वामी मंडयाल
उम्र : 39 वर्ष   **स्थान** : शोलापुर
व्यवसाय : आयुर्वेद व न्यूरो चिकित्सक

127

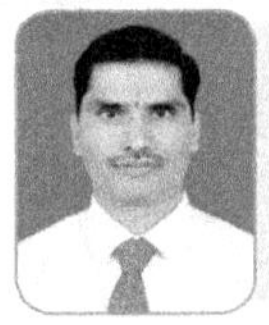

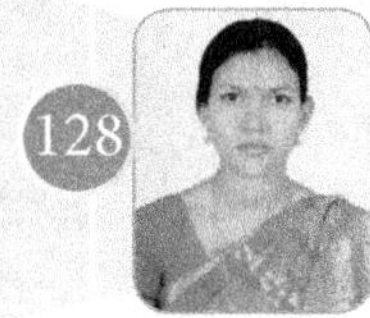

128

नाम	: डॉ. रश्मि एम. पाटिल
उम्र	: 23 वर्ष **स्थान** : धारवाड
व्यवसाय	: बीएएमएस

129

नाम	: डॉ. विवेक सुभाष तराटे
उम्र	: 30 वर्ष **स्थान** : सतारा
व्यवसाय	: फार्मासिस्ट, प्रमाणित मधुमेह एजुकेटर, प्रमाणित कोड ब्लू प्रशिक्षक

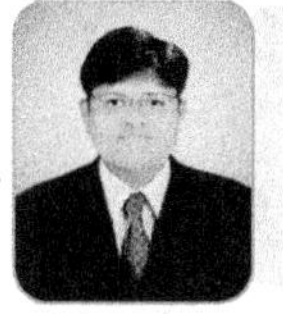

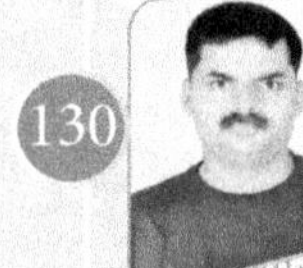

130

नाम	: डॉ. दुष्यंत चतुर्वेदी
उम्र	: 49 वर्ष **स्थान** : भारुच
व्यवसाय	: सीनियर मैनेजर / प्रमाणित मधुमेह एजुकेटर

131

नाम	: एकता सिंह
उम्र	: 36 वर्ष **स्थान** : लखनऊ
व्यवसाय	: प्रमाणित मधुमेह एजुकेटर

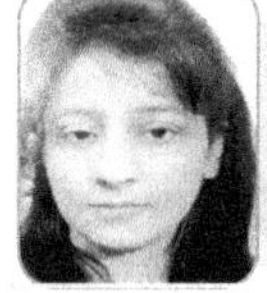

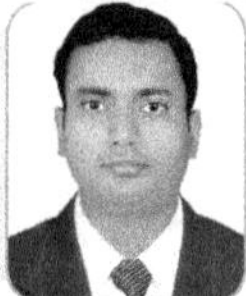

132

नाम	: ईमन्डी कुमार राव
उम्र	: 40 वर्ष **स्थान** : जमशेदपुर
व्यवसाय	: मर्चेंट नेवी ऑफिसर / पेशेवर एडवांस पोषण चिकित्सक

133

नाम	: ईमन्डी सरस्वती
उम्र	: 28 वर्ष **स्थान** : जमशेदपुर
व्यवसाय	: पेशेवर एडवांस पोषण चिकित्सक

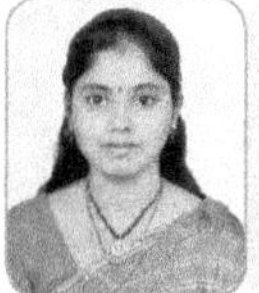

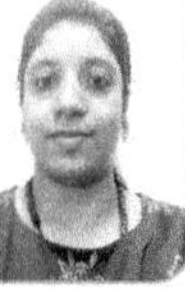

134

नाम	: फिल्डा डान
उम्र	: 32 वर्ष **स्थान** : औरंगाबाद
व्यवसाय	: नर्स

135

नाम	: डॉ. बाला शोरी रूद्रपोगु
उम्र	: 39 वर्ष **स्थान** : अमरावती
व्यवसाय	: कैथोलिक पुरोहित / वकील / आईएलआई एजुकेटर

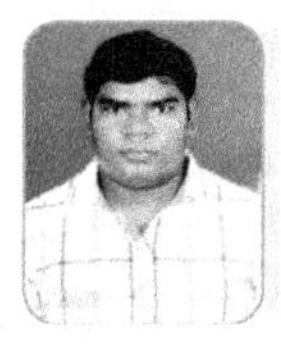

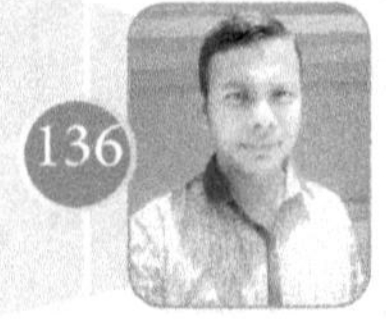

136

नाम	: गणेश साहा	
उम्र	: 28 वर्ष	**स्थान** : अगरतला
व्यवसाय	: आईएलआई एजुकेटर	

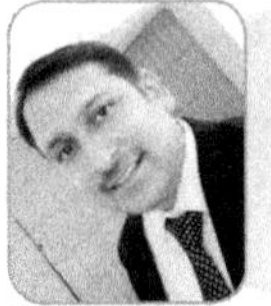

137

नाम	: गौरव जैन	
उम्र	: 40 वर्ष	**स्थान** : दिल्ली
व्यवसाय	: एरोस्पेस व एविएशन	

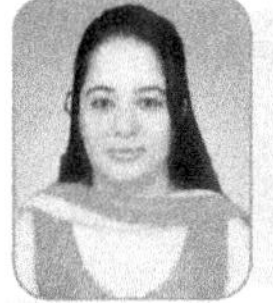

138

नाम	: गव्यसिद्ध रजनी भारतीय	
उम्र	: 40 वर्ष	**स्थान** : गाँव दुगनीहार
व्यवसाय	: पेशेवर पंचगव्य	

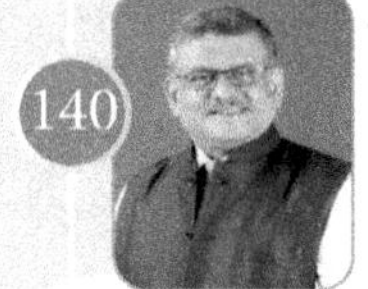

139

नाम	: गीतिका कपूर	
उम्र	: 32 वर्ष	**स्थान** : फैज़ाबाद, अयोध्या
व्यवसाय	: पोषण व आहार विशेषज्ञ	

140

नाम	: गिरिश बनवी	
उम्र	: 55 वर्ष	**स्थान** : धारवाड
व्यवसाय	: वेलनस कोच	

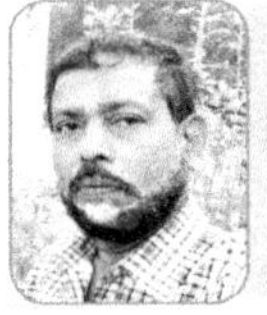

141

नाम	: गोबिंद लाल सरकार	
उम्र	: 62 वर्ष	**स्थान** : हाबरा
व्यवसाय	: रिटायर्ड सीनियर ऑडिटर, डिफेंस अकाउंटस डिपार्टमेंट	

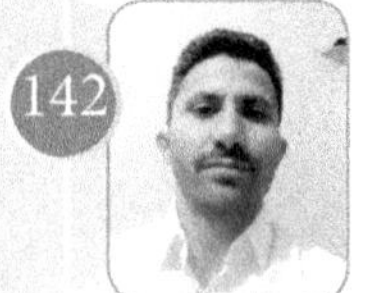

142

नाम	: गोमा राम	
उम्र	: 33 वर्ष	**स्थान** : बाडमेर
व्यवसाय	: पेशेवर एडवांस पोषण चिकित्सक डिपार्टमेंट	

143

नाम	: गोपीनाथ नारायणम	
उम्र	: 62 वर्ष	**स्थान** : हैदराबाद
व्यवसाय	: मधुमेह एजुकेटर / योग चिकित्सक मेडिकल पोषण चिकित्सा	

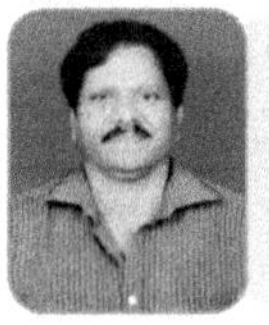

144	**नाम** : हरेंद्र कुमार
	उम्र : 48 वर्ष **स्थान** : धनबाद
	व्यवसाय : माइनिंग इंजीनियर चिकित्सा

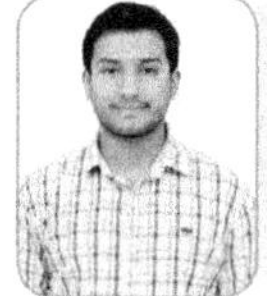

145	**नाम** : हर्षित महेश्वरी
	उम्र : 24 वर्ष **स्थान** : नई दिल्ली
	व्यवसाय : क्लिनिकल पोषण चिकित्सक

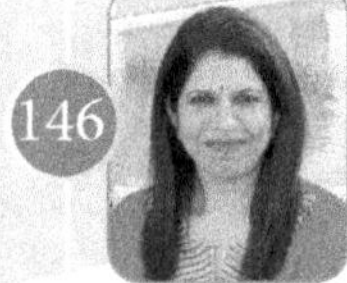

146	**नाम** : हेमा सिंह
	उम्र : 50 वर्ष **स्थान** : दिल्ली
	व्यवसाय : आहार विशेषज्ञ व मधुमेह एजुकेटर

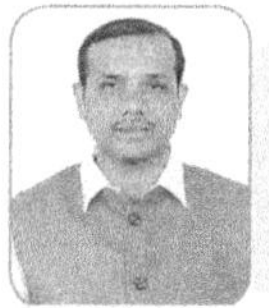

147	**नाम** : हेमंथ सी
	उम्र : 32 वर्ष **स्थान** : बैंगलोर
	व्यवसाय : इंजीनियर व प्रमाणित मधुमेह एजुकेटर

 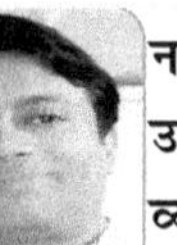

148	**नाम** : हेमराज जगन्नाथ सानेर
	उम्र : 46 वर्ष **स्थान** : मुम्बई
	व्यवसाय : आई टी प्रोजेक्ट मैनेजर व एन. आई. सी. ई. एक्सपर्ट

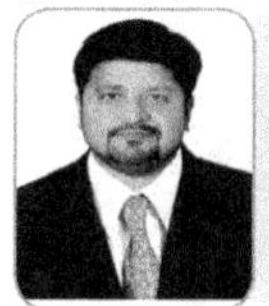

149	**नाम** : हितेश बत्रा
	उम्र : 40 वर्ष **स्थान** : अहमदाबाद
	व्यवसाय : सर्विस / पेशेवर एडवांस पोषण चिकित्सक

150	**नाम** : हुलाश चंद सांखला
	उम्र : 72 वर्ष **स्थान** : सिकंदराबाद
	व्यवसाय : आयुर्वेद प्रचारक

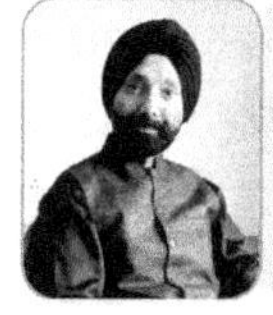

151	**नाम** : इंद्रजीत सिंह बग्गा
	उम्र : 58 वर्ष **स्थान** : दिल्ली
	व्यवसाय : प्राकृतिक चिकित्सा

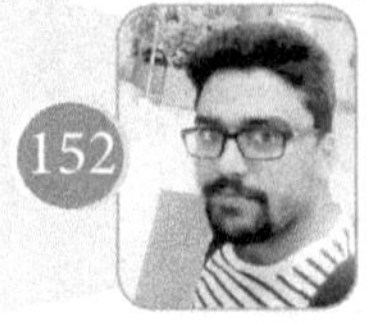

152

नाम	: इंद्रकमल तिवारी
उम्र	: 27 वर्ष
व्यवसाय	: रिसर्चर

स्थान : आगरा

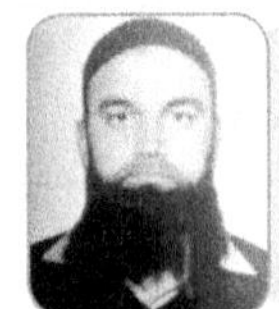

153

नाम	: इंसाफ खान
उम्र	: 39 वर्ष
व्यवसाय	: स्वास्थ्य अधिकारी

स्थान : जोधपुर

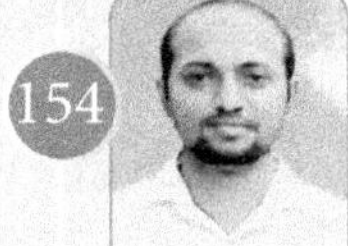

154

नाम	: इशांक कुमार वार्षणेय
उम्र	: 36 वर्ष
व्यवसाय	: शिक्षक

स्थान : हाथरस

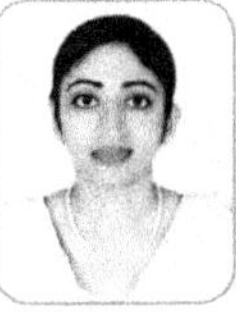

155

नाम	: जसमीत कौर
उम्र	: 38 वर्ष
व्यवसाय	: पेशेवर एडवांस पोषण चिकित्सक

स्थान : नई दिल्ली

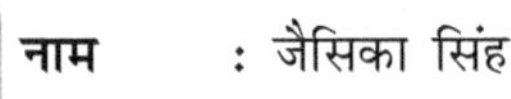

156

नाम	: जैसिका सिंह
उम्र	: 29 वर्ष
व्यवसाय	: दंत चिकित्सक

स्थान : लुधियाना

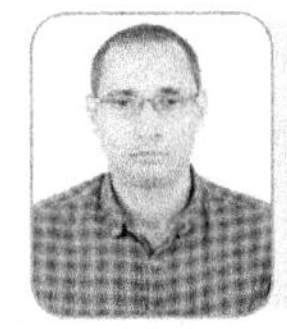

157

नाम	: जितेंद्र कुमार चौबे
उम्र	: 37 वर्ष
व्यवसाय	: मधुमेह एजुकेटर

स्थान : छपरा, सारन

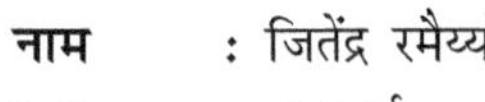

158

नाम	: जितेंद्र रमैय्यो
उम्र	: 48 वर्ष
व्यवसाय	: पेशेवर कम्प्यूटर हार्डवेयर

स्थान : डबरा जिला, ग्वालियर

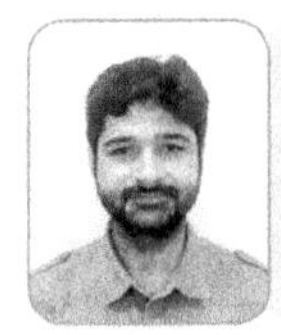

159

नाम	: कमल धवन
उम्र	: 36 वर्ष
व्यवसाय	: इंजीनियर / व्यवसायी

स्थान : लुधियाना

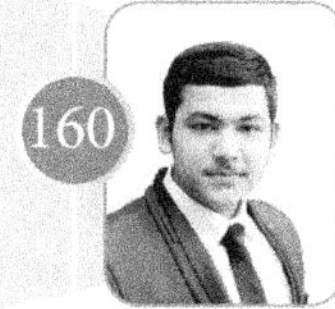

160

नाम : कनिष्क अमरपुरी
उम्र : 21 वर्ष   **स्थान** : नई दिल्ली
व्यवसाय : योग प्रशिक्षक

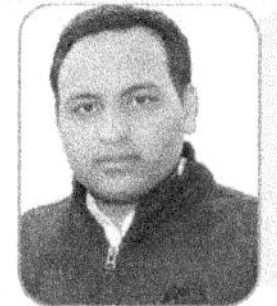

161

नाम : कपिल देव शर्मा
उम्र : 33 वर्ष   **स्थान** : कलायत
व्यवसाय : मेडिकल पोषण चिकित्सक

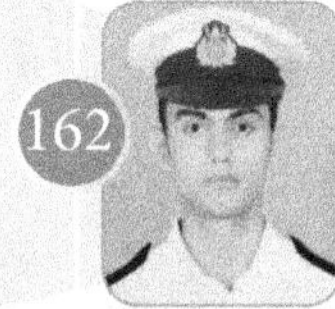

162

नाम : करन शेट्टी
उम्र : 27 वर्ष   **स्थान** : मुम्बई
व्यवसाय : मैरीन इंजीनियर

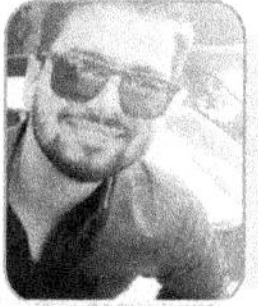

163

नाम : कार्तिक यादव
उम्र : 29 वर्ष   **स्थान** : दिल्ली
व्यवसाय : इंजीनियर

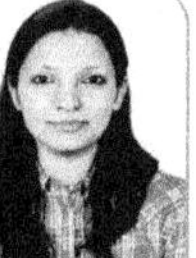

164

नाम : कविता गाँधी
उम्र : 37 वर्ष   **स्थान** : चेन्नई
व्यवसाय : पेशेवर एडवांस पोषण चिकित्सक

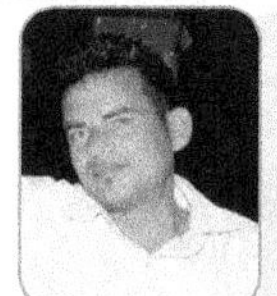

165

नाम : कीमती लाल
उम्र : 37 वर्ष   **स्थान** : बांगा
व्यवसाय : पेशेवर एडवांस पोषण चिकित्सक

166

नाम : किरण जीत कौर
उम्र : 38 वर्ष   **स्थान** : चंडीगढ़
व्यवसाय : आर्गेनिक फार्मिंग व फूड प्रोडक्शन

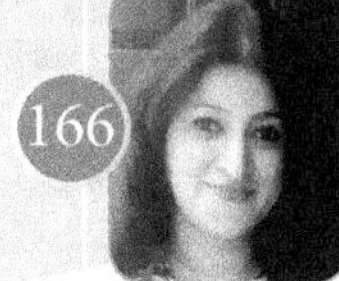

167

नाम : किशोर कुमार
उम्र : 64 वर्ष   **स्थान** : बैंगलोर
व्यवसाय : व्यवसाय

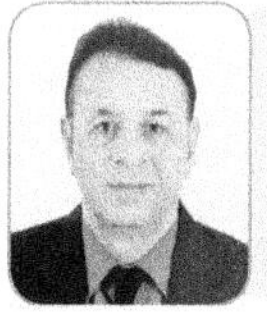

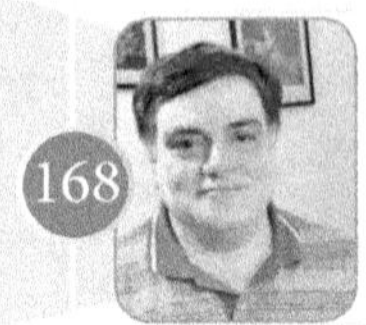

नाम	: कोडुर वेंकट रमन शास्त्री
उम्र	: 65 वर्ष **स्थान** : मुम्बई
व्यवसाय	: रिटायर्ड सहायक प्रोफेसर ऑफ कॉमर्स

168

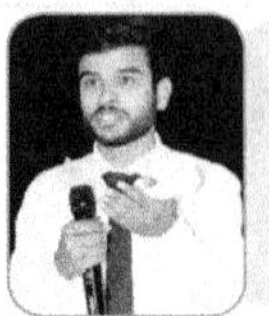

नाम	: कुमार शिवम
उम्र	: 21 वर्ष **स्थान** : पूना
व्यवसाय	: स्टूडेंट / पेशेवर एडवांस पोषण चिकित्सक

169

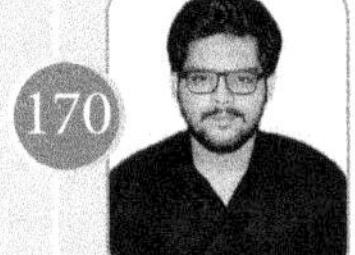

नाम	: कँवर आर्यमन
उम्र	: 20 वर्ष **स्थान** : देवबंद
व्यवसाय	: बीएचएमएस अंतिम वर्ष स्टूडेंट

170

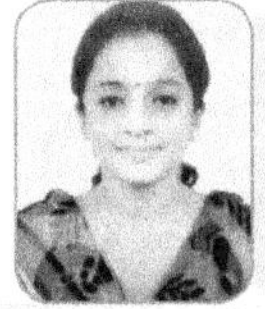

नाम	: लक्ष्मी प्रिया एम
उम्र	: 27 वर्ष **स्थान** : बैंगलोर
व्यवसाय	: समाज सेवी व योग प्रशिक्षक

171

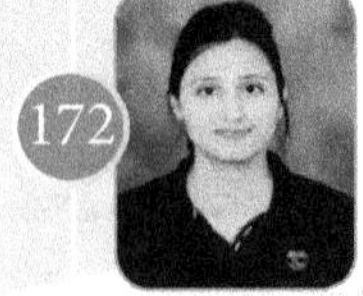

नाम	: लीशा अग्रवाल
उम्र	: 26 वर्ष **स्थान** : अमृतसर
व्यवसाय	: पेशेवर एडवांस पोषण चिकित्सक

172

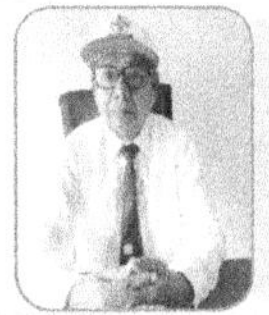

नाम	: लोमेश आनंद
उम्र	: 68 वर्ष **स्थान** : महासमंद
व्यवसाय	: एलईडी प्लाज्मा टीवी ट्रेनिंग इंस्टीट्यूट प्रशिक्षक

173

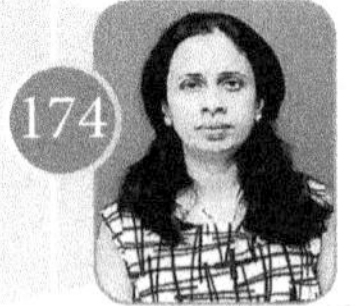

नाम	: माधुरी आनंद किनिकर
उम्र	: 48 वर्ष **स्थान** : मुम्बई
व्यवसाय	: प्राकृतिक चिकित्सक

174

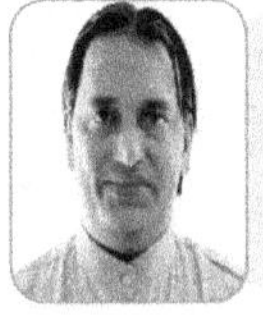

नाम	: मैत्रेया स्वामी
उम्र	: 55 वर्ष **स्थान** : लोहेगाँव, पूना
व्यवसाय	: सर्विस

175

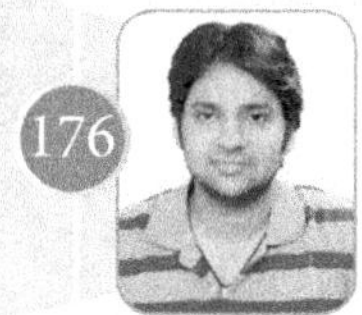

176

नाम	: मनीष
उम्र	: 36 वर्ष **स्थान** : दिल्ली
व्यवसाय	: इंजीनियर

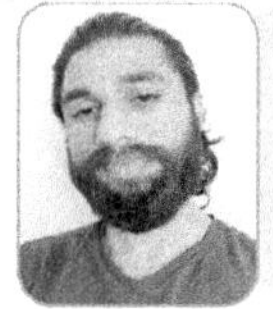

177

नाम	: मनीष आर्य
उम्र	: 28 वर्ष **स्थान** : गुड़गाँव
व्यवसाय	: सहयोगी योग एक्सपर्ट

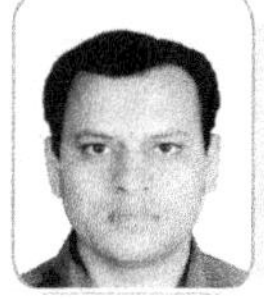

178

नाम	: मनीष सैनी
उम्र	: 22 वर्ष **स्थान** : कोटपुतली
व्यवसाय	: प्रमाणित कोड ब्लू प्रशिक्षक

179

नाम	: मंजुनाथ बी वी
उम्र	: 37 वर्ष **स्थान** : बैंगलोर
व्यवसाय	: डिप्टी मैनेजर फाइनांस

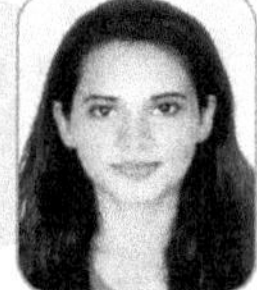

180

नाम	: मानसी थाकर
उम्र	: 31 वर्ष **स्थान** : चेन्नई
व्यवसाय	: खाद्य सुरक्षा सलाहकार

181

नाम	: मनुज गुप्ता
उम्र	: 23 वर्ष **स्थान** : बैंगलोर
व्यवसाय	: जीआईएस विश्लेषक

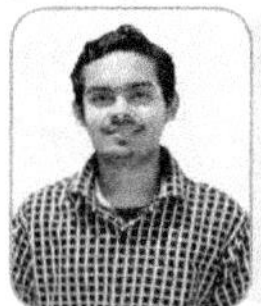

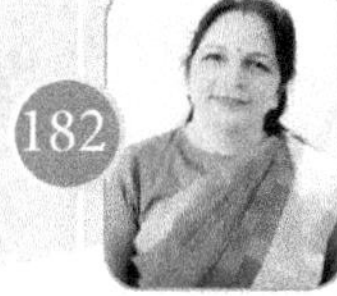

182

नाम	: मीना गुप्ता
उम्र	: 57 वर्ष **स्थान** : कोलकाता
व्यवसाय	: आहार विशेषज्ञ व मधुमेह एजुकेटर

183

नाम	: मीलेश डी सहारे
उम्र	: 30 वर्ष **स्थान** : मुम्बई
व्यवसाय	: शिक्षक

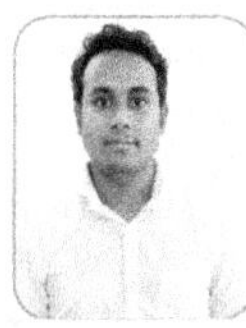

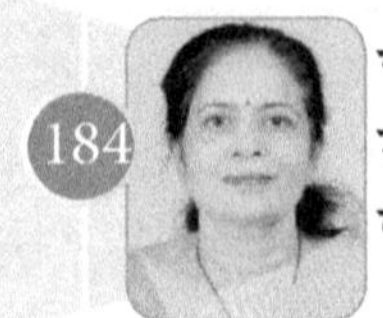

नाम	: मीना जोशी
उम्र	: 50 वर्ष **स्थान** : वल्लभ विद्या नगर
व्यवसाय	: शिक्षिका

184

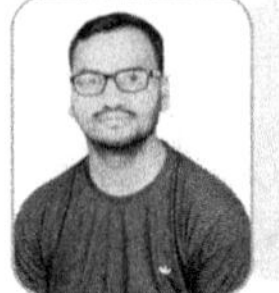

नाम	: मोहम्मद आदिल
उम्र	: 33 वर्ष **स्थान** : सीतापुर
व्यवसाय	: प्रिंसिपल

185

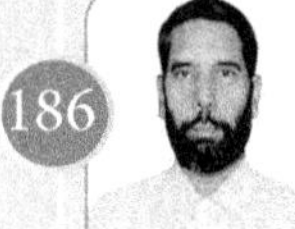

नाम	: मोहम्मद फिरोज़ आलम
उम्र	: 49 वर्ष **स्थान** : नोयडा
व्यवसाय	: भाषा सलाहकार

186

नाम	: मोहम्मद राहिल नसीम अहमद शेख
उम्र	: 21 वर्ष **स्थान** : मुम्बई
व्यवसाय	: दृष्टि विशेषज्ञ

187

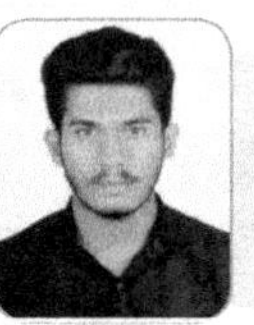

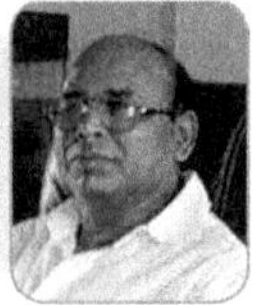

नाम	: मोहन राव आनंद राव कीर्तिकर
उम्र	: 64 वर्ष **स्थान** : औरंगाबाद
व्यवसाय	: रिटायर्ड बैंक सहायक मैनेजर

188

नाम	: मोहिनी एम चौन
उम्र	: 29 वर्ष **स्थान** : चेन्नई
व्यवसाय	: पेशेवर प्राकृतिक चिकित्सक

189

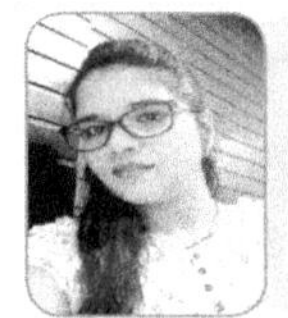

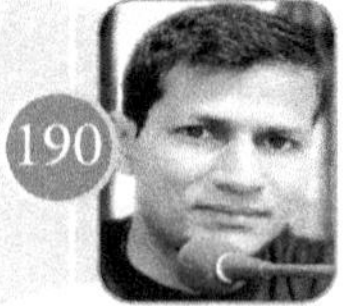

नाम	: मोहनीश सिंह
उम्र	: 35 वर्ष **स्थान** : मथुरा
व्यवसाय	: पुलिस

190

नाम	: मोहित वत्स
उम्र	: 38 वर्ष **स्थान** : नई दिल्ली
व्यवसाय	: इंजीनियर

191

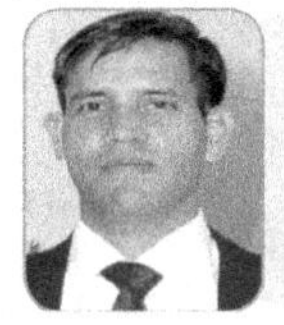

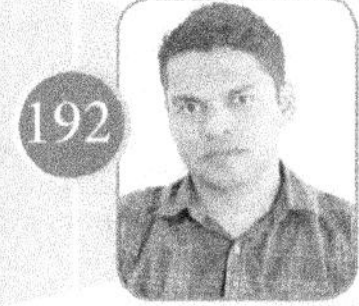

192

नाम	: अमित कुमार रामदास नायक
उम्र	: 40 वर्ष **स्थान** : पोंडा
व्यवसाय	: स्वास्थ्य कोच

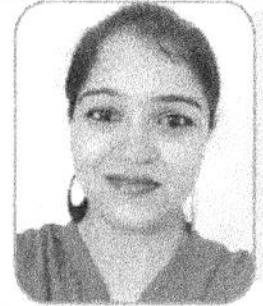

193

नाम	: कविता जैन
उम्र	: 40 वर्ष **स्थान** : कोची
व्यवसाय	: पेशेवर पंचगव्य, मधुमेह एजुकेटर, कोड ब्लू

194

नाम	: मुश्ताक अहमद
उम्र	: 65 वर्ष **स्थान** : सिवान
व्यवसाय	: शिक्षक

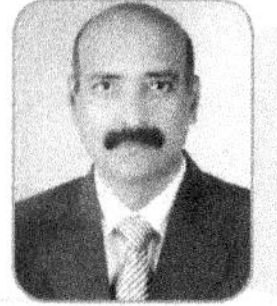

195

नाम	: एन दरहसा लहरी
उम्र	: 58 वर्ष **स्थान** : हैदराबाद
व्यवसाय	: मधुमेह एजुकेटर

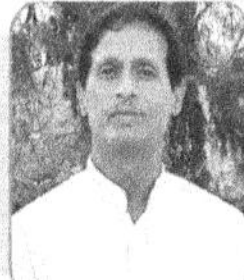

196

नाम	: नरेंद्र सिंह पटेल
उम्र	: 48 वर्ष **स्थान** : भिलाई
व्यवसाय	: सेल, भिलाई स्टील प्लांट में कार्यरत

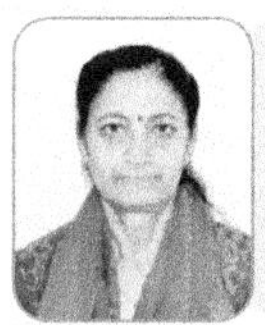

197

नाम	: नीलिमा चटर्जी
उम्र	: 63 वर्ष **स्थान** : नई दिल्ली
व्यवसाय	: प्राकृतिक चिकित्सा, मधुमेह एजुकेर, प्रमाणित कोड ब्लू धारक

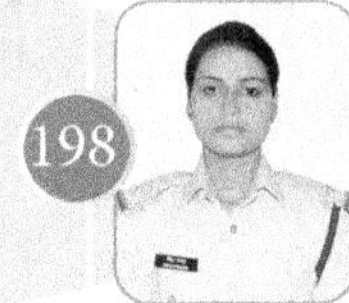

198

नाम	: नीलू
उम्र	: 31 वर्ष **स्थान** : पोरबंदर
व्यवसाय	: सीआईएसएफ में एएसआई

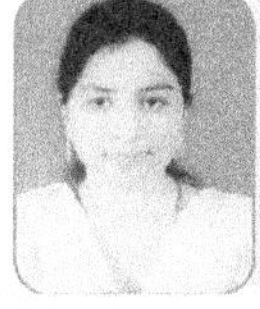

199

नाम	: नेहा सैय्यद
उम्र	: 27 वर्ष **स्थान** : रहाता
व्यवसाय	: महिला जिम प्रशिक्षक

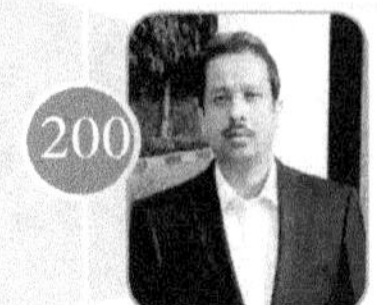

नाम	: निहार रंजन रौत
उम्र	: 52 वर्ष **स्थान** : भुवनेश्वर
व्यवसाय	: एलआईसी में सीनियर व्यवसायिक सहयोगी

200

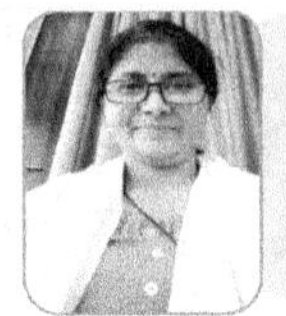

नाम	: नीलिमा नितिन भटकर
उम्र	: 45 वर्ष **स्थान** : अमरावती
व्यवसाय	: सुजोक चिकित्सक

201

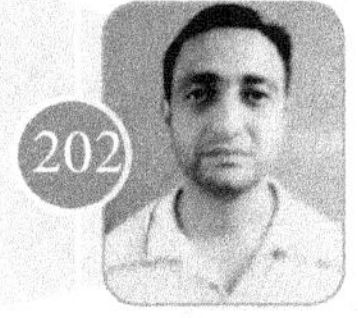

नाम	: निशान सिंह जमवाल
उम्र	: 39 वर्ष **स्थान** : जम्मू
व्यवसाय	: असिस्टेंट अकाउंटस ऑफिसर

202

नाम	: निशू संध्या
उम्र	: 23 वर्ष **स्थान** : जांजगीर चांपा
व्यवसाय	: गायक

203

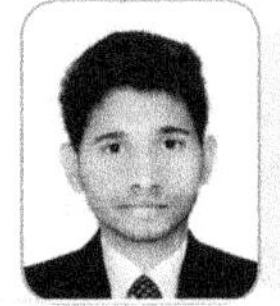
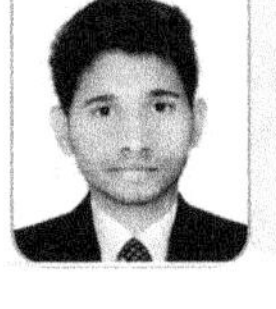

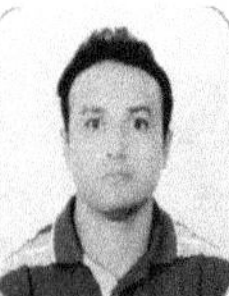

नाम	: नीतेश घोशाल
उम्र	: 40 वर्ष **स्थान** : सिलिगुड़ी
व्यवसाय	: व्यापारी

204

नाम	: नीतिन जैन
उम्र	: 34 वर्ष **स्थान** : किशनगढ़
व्यवसाय	: साफ्टवेयर डेवलपर

205

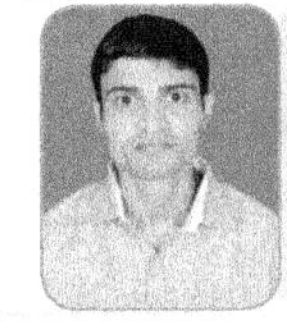

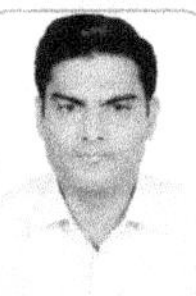

नाम	: पी. के. शर्मा
उम्र	: 46 वर्ष **स्थान** : गाजियाबाद
व्यवसाय	: शिक्षक

206

नाम	: पंकज कुमार
उम्र	: 24 वर्ष **स्थान** : कानपुर नगर
व्यवसाय	: निजी व्यवसाय

207

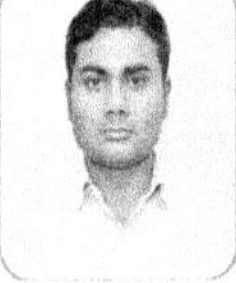

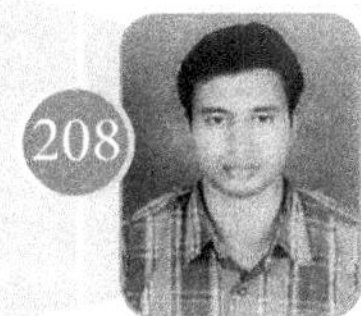

नाम	: पार्थ भट्टाचार्य
उम्र	: 40 वर्ष **स्थान** : सिरामपुर
व्यवसाय	: ट्यूटर

208

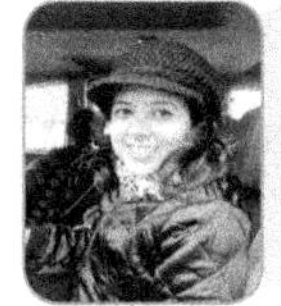

नाम	: पूजा अरोड़ा
उम्र	: 38 वर्ष **स्थान** : कोलकाता
व्यवसाय	: आईएलआई एजुकेटर

209

नाम	: प्रभजोत कौर
उम्र	: 26 वर्ष **स्थान** : मोहाली
व्यवसाय	: प्रमाणित मधुमेह एजुकेटर

210

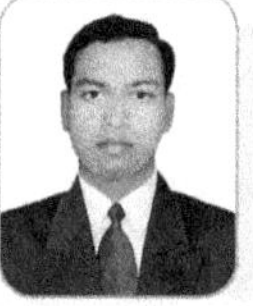

नाम	: प्रबीन नंदा
उम्र	: 35 वर्ष **स्थान** : बोलंगीर
व्यवसाय	: मधुमेह एजुकेटर

211

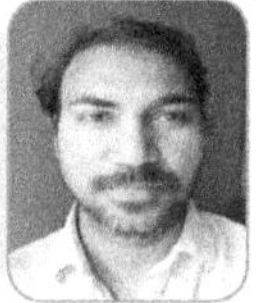

नाम	: प्रदीप चौहान
उम्र	: 36 वर्ष **स्थान** : वसई, पालघर
व्यवसाय	: स्वास्थ्य सलाहकार

212

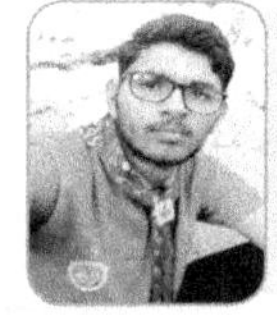

नाम	: प्रदीप सिंह चौहान
उम्र	: 20 वर्ष **स्थान** : जोधपुर
व्यवसाय	: व्यापारी

213

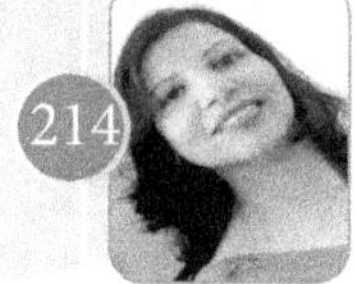

नाम	: प्रज्ञा झा
उम्र	: 39 वर्ष **स्थान** : इंदौर
व्यवसाय	: मधुमेह एजुकेटर

214

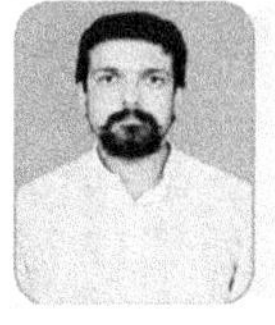

नाम	: प्रकृत कुमार सिंह
उम्र	: 27 वर्ष **स्थान** : रांची
व्यवसाय	: कराटे प्रशिक्षक

215

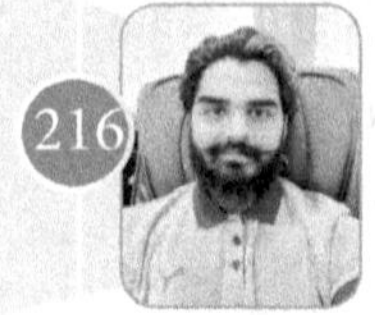

216

नाम	: प्रतीक जोशी	
उम्र	: 24 वर्ष	**स्थान** : इंदौर
व्यवसाय	: व्यापारी	

217

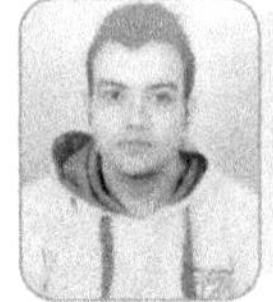

नाम	: प्रतीक आनंद	
उम्र	: 31 वर्ष	**स्थान** : दिल्ली
व्यवसाय	: ट्रेवल एजेंसी	

218

नाम	: प्रीती कटारिया	
उम्र	: 36 वर्ष	**स्थान** : बैंगलोर
व्यवसाय	: प्राकृतिक चिकित्सक	

219

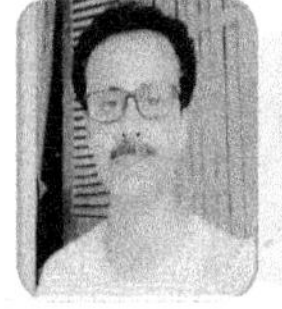

नाम	: प्रेम कपूर	
उम्र	: 45 वर्ष	**स्थान** : अररिया
व्यवसाय	: सरकारी कर्मचारी	

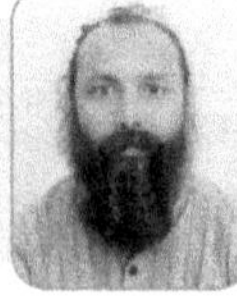

220

नाम	: प्रेम कीर्ति	
उम्र	: 48 वर्ष	**स्थान** : धर्मशाला
व्यवसाय	: आयुर्वेद व मेडिटेशन	

221

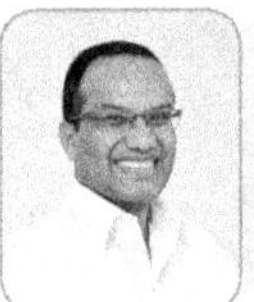

नाम	: प्रेम कुमार कृष्णन	
उम्र	: 55 वर्ष	**स्थान** : कोयंबटूर
व्यवसाय	: व्यापारी	

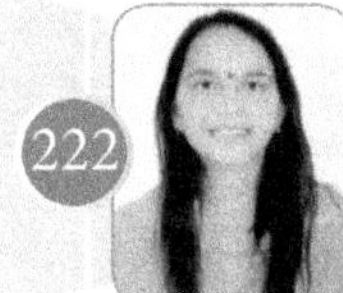

222

नाम	: पुन्याप्रिया	
उम्र	: 26 वर्ष	**स्थान** : दिल्ली
व्यवसाय	: सायकॉलोजी शिक्षक	

223

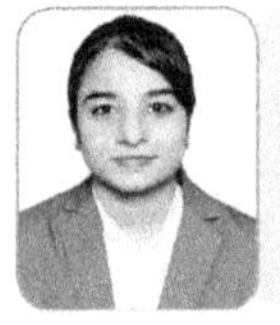

नाम	: क्वीनसी बिंद्रा	
उम्र	: 26 वर्ष	**स्थान** : लुधियाना
व्यवसाय	: ब्यूटीशियन	

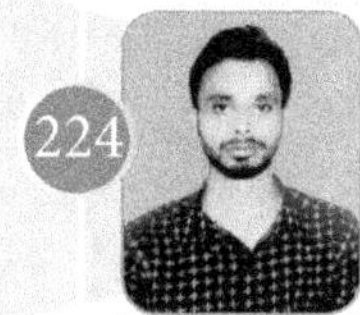

नाम	: आर एस के वर्मा
उम्र	: 26 वर्ष **स्थान** : पटना
व्यवसाय	: व्यापारी

224

नाम	: रबी बिस्वास
उम्र	: 43 वर्ष **स्थान** : आसनसोल
व्यवसाय	: योग व फिजियोथेरपी

225

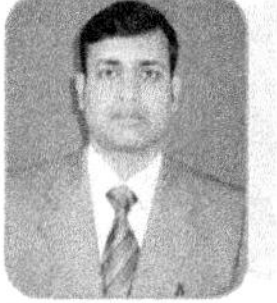

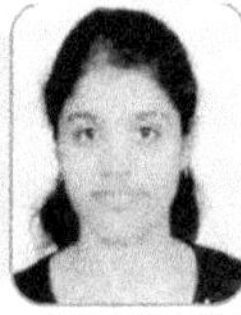

नाम	: राहुल बंसल
उम्र	: 34 वर्ष **स्थान** : खंडवा
व्यवसाय	: ट्रेडिंग व्यापार

226

नाम	: राज किशोर कोडवानी
उम्र	: 52 वर्ष **स्थान** : भोपाल
व्यवसाय	: एक्यूप्रेशर चिकित्सक

227

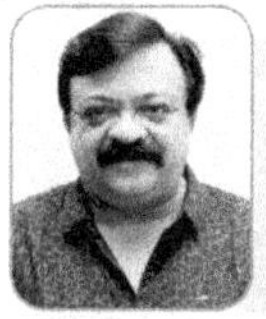

नाम	: रजनी एंगू
उम्र	: 31 वर्ष **स्थान** : हैदराबाद
व्यवसाय	: एमबीबीएस, एमडी

228

नाम	: राजीव कुमार
उम्र	: 52 वर्ष **स्थान** : आगरा
व्यवसाय	: इंजीनियर

229

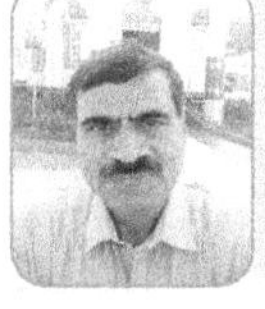

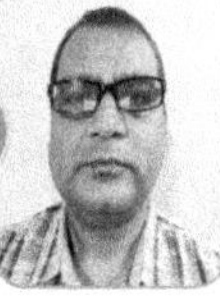

नाम	: राजीव नारायण
उम्र	: 50 वर्ष **स्थान** : पटना
व्यवसाय	: शिक्षक

230

नाम	: राजेंद्र डेल्लिकर
उम्र	: 58 वर्ष **स्थान** : सिकंदराबाद
व्यवसाय	: व्यापारी / मधुमेह एजुकेटर

231

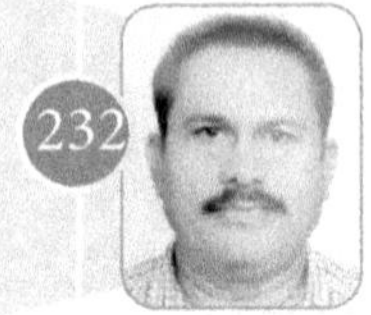

नाम : राजेंद्र गोरखराव पाटिल
उम्र : 49 वर्ष   **स्थान** : जलगाँव
व्यवसाय : व्यापारी (इलेक्ट्रॉनिक्स)

नाम : राजेश भनुशाली
उम्र : 56 वर्ष   **स्थान** : मुम्बई
व्यवसाय : व्यापारी

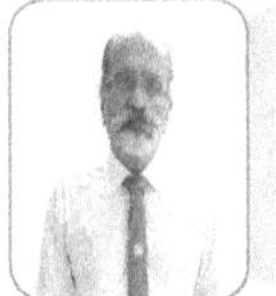

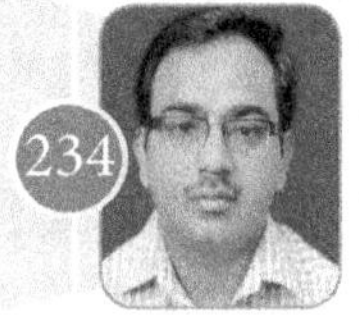

नाम : राजेश कुमार बुद्धिराजा
उम्र : 44 वर्ष   **स्थान** : नई दिल्ली
व्यवसाय : सी.ए.

नाम : राजेश सोनी
उम्र : 52 वर्ष   **स्थान** : गाजियाबाद
व्यवसाय : व्यापारी

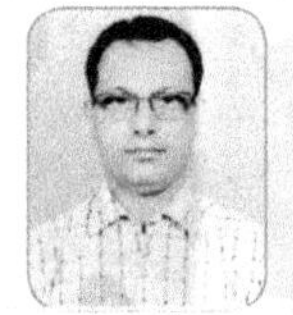

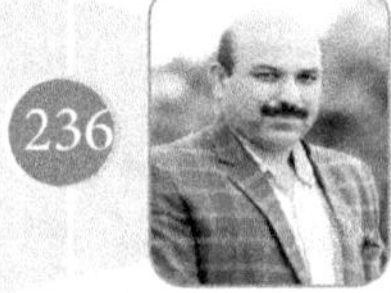

नाम : राजेश तिवारी
उम्र : 49 वर्ष   **स्थान** : जबलपुर
व्यवसाय : रेलवे प्रोटेक्शन फोर्स

नाम : राजकुमार मेहता
उम्र : 45 वर्ष   **स्थान** : अहमदाबाद
व्यवसाय : व्यापारी

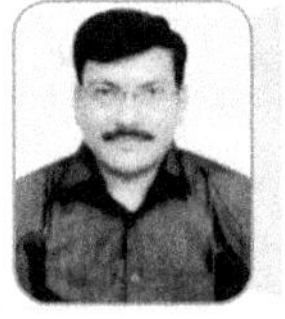

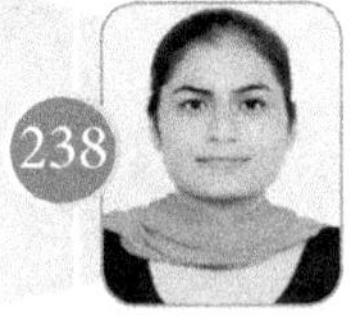

नाम : राजविंदर कौर
उम्र : 26 वर्ष   **स्थान** : बांगा
व्यवसाय : नर्सिंग

नाम : राकेश कुमार
उम्र : 50 वर्ष   **स्थान** : नई दिल्ली
व्यवसाय : प्राइवेट जॉब

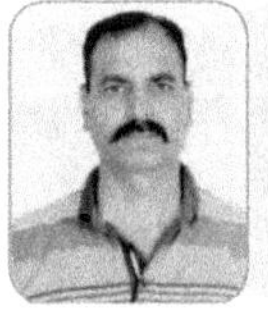

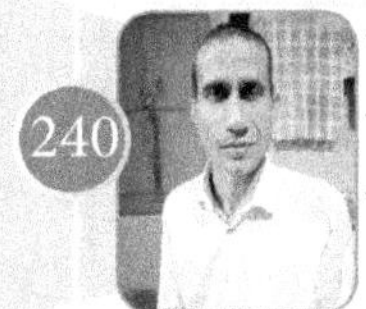

240

नाम	: रामफल	
उम्र	: 45 वर्ष	स्थान : नई दिल्ली
व्यवसाय	: भारतीय सेना से रिटायर्ड	

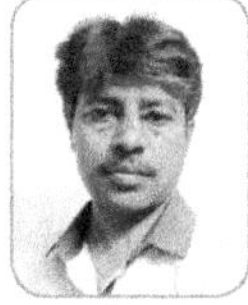

241

नाम	: रंजन घोष	
उम्र	: 49 वर्ष	स्थान : भद्रकाली, उत्तरपाड़ा
व्यवसाय	: स्वास्थ्य कर्मचारी	

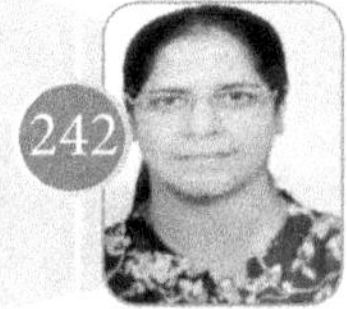

242

नाम	: रंजना रुंगटा	
उम्र	: 52 वर्ष	स्थान : चेन्नई
व्यवसाय	: पेशेवर एडवांस पोषण चिकित्सक	

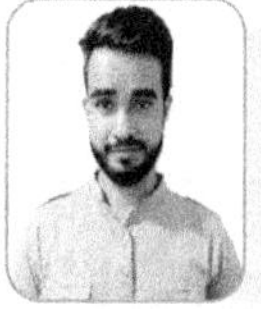

243

नाम	: रौशन कुमार	
उम्र	: 25 वर्ष	स्थान : नार्थ ईस्ट दिल्ली
व्यवसाय	: फ्लोर मैनेजर, आयुर्वेदिक क्लिनिक	

 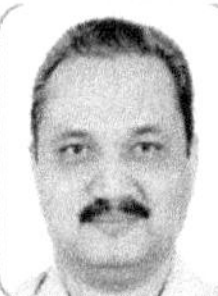

244

नाम	: रवि वर्मा	
उम्र	: 62 वर्ष	स्थान : रायपुर
व्यवसाय	: सीनियर पत्रकार	

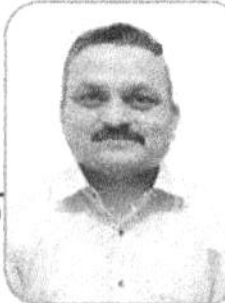

245

नाम	: रविंद्र सिंह कंवर	
उम्र	: 44 वर्ष	स्थान : होशियारपुर
व्यवसाय	: एक्यूप्रेशर / पेशेवर एक्यूपंचर व वैकल्पिक चिकित्सक	

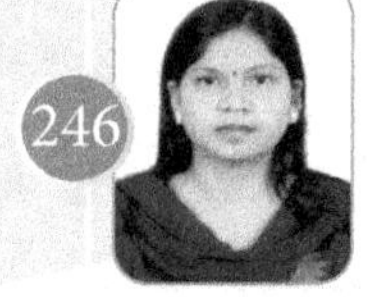

246

नाम	: रेखा गुप्ता	
उम्र	: 43 वर्ष	स्थान : नई दिल्ली
व्यवसाय	: क्लिनिकल रिसर्चर	

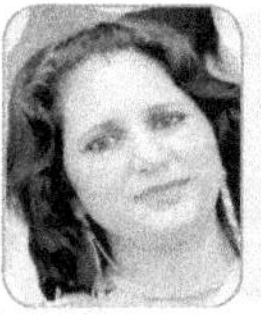

247

नाम	: रेनू गर्ग	
उम्र	: 44 वर्ष	स्थान : सोलन
व्यवसाय	: मेडिकल पोषण / वेलनेस काउंसलर / पूर्व एलआईसी सलाहकार	

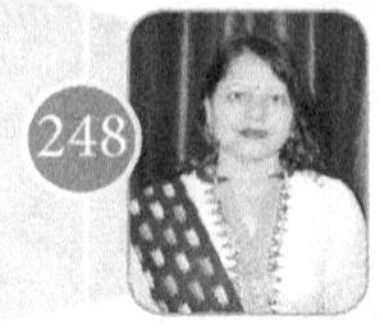

248

नाम	: रेनू कुमारी
उम्र	: 45 वर्ष **स्थान** : पटना
व्यवसाय	: एक्यूप्रेशर प्रशिक्षक व योग टीचर

249

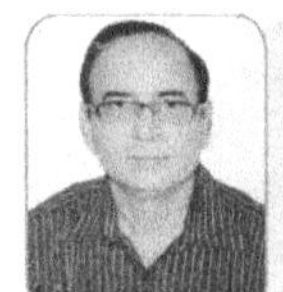

नाम	: ऋषभ जैन
उम्र	: 60 वर्ष **स्थान** : दिल्ली
व्यवसाय	: केमिस्ट

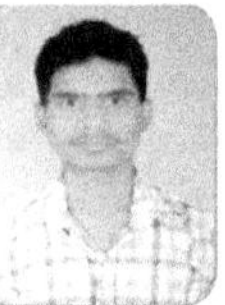

250

नाम	: रिषु गर्ग
उम्र	: 33 वर्ष **स्थान** : पंचकूला
व्यवसाय	: वकील

251

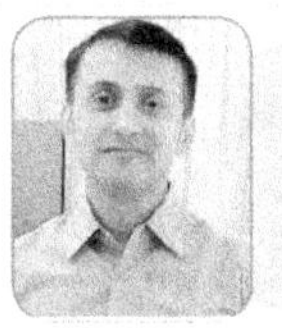

नाम	: रितेश शर्मा
उम्र	: 34 वर्ष **स्थान** : सिंगरौली
व्यवसाय	: व्यापारी / मधुमेह एजुकेटर / कोड ब्लू ट्रेनर

252

नाम	: रितेश यादव
उम्र	: 23 वर्ष **स्थान** : गाज़ीपुर
व्यवसाय	: प्रमाणित मधुमेह एजुकेटर

253

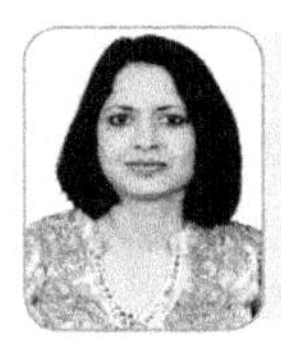

नाम	: रितु सिंह
उम्र	: 46 वर्ष **स्थान** : आगरा
व्यवसाय	: पोषण चिकित्सक

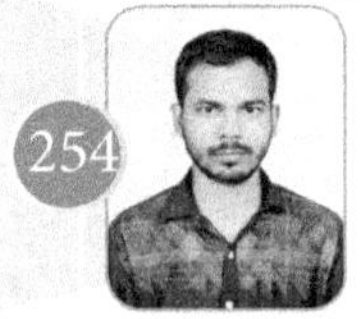

254

नाम	: रूपेश कुमार
उम्र	: 31 वर्ष **स्थान** : बांका
व्यवसाय	: मधुमेह एजुकेटर, कोड ब्लू ट्रेनर , एडवांस पोषण चिकित्सक

255

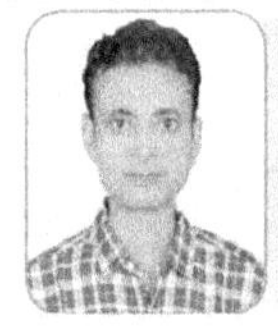

नाम	: साहिल मिश्रा
उम्र	: 42 वर्ष **स्थान** : पूना
व्यवसाय	: सलाहकार

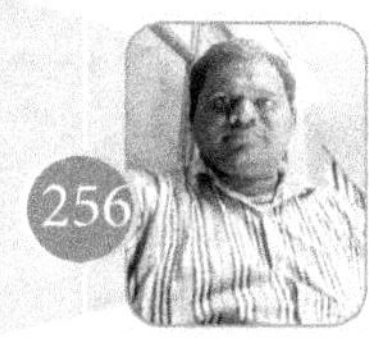

256

नाम	: समीर पंडित	
उम्र	: 39 वर्ष	**स्थान** : रायगढ़
व्यवसाय	: निजी व्यवसाय	

257

नाम	: समीर दास	
उम्र	: 48 वर्ष	**स्थान** : नई दिल्ली
व्यवसाय	: योग प्रशिक्षक	

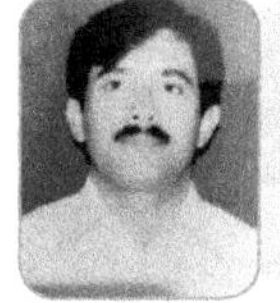

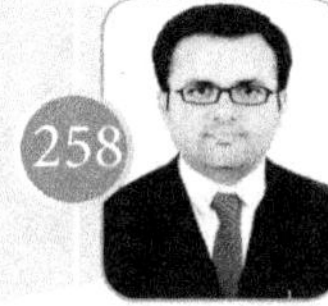

258

नाम	: संजय धदुक	
उम्र	: 37 वर्ष	**स्थान** : बैंगलौर
व्यवसाय	: व्यवसायी	

259

नाम	: संजय गुप्ता	
उम्र	: 51 वर्ष	**स्थान** : नई दिल्ली
व्यवसाय	: स्वास्थ्य कोच	

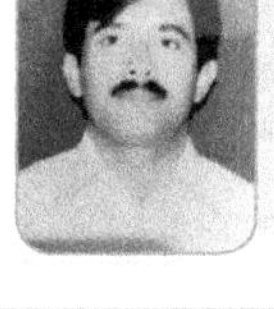

260

नाम	: संजय पाटिल	
उम्र	: 50 वर्ष	**स्थान** : ग्वालियर
व्यवसाय	: प्रमाणित मधुमेह एजुकेटर, पोषण व स्वास्थ्य प्रशिक्षक	

261

नाम	: संजय शाह	
उम्र	: 27 वर्ष	**स्थान** : आरा
व्यवसाय	: शिक्षक व होम्योपैथी प्रचारक	

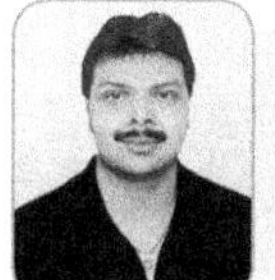

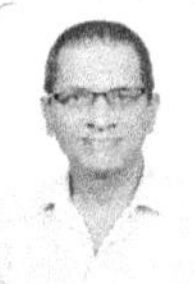

262

नाम	: संजीब कुमार पटेल	
उम्र	: 47 वर्ष	**स्थान** : सुंदरगढ़
व्यवसाय	: वैकल्पिक उपचारक	

263

नाम	: संतोष गुरुजी	
उम्र	: 36 वर्ष	**स्थान** : डोम्बीवली, थाने
व्यवसाय	: योग गुरु	

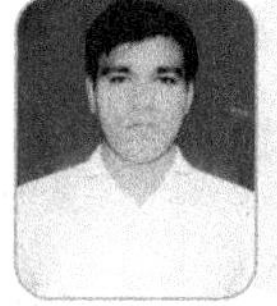

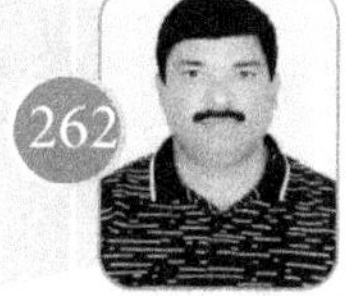

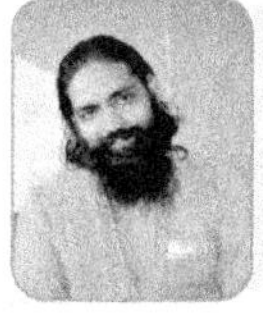

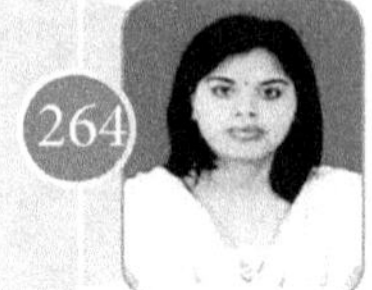

264

नाम	: सशाप्रा चक्रवर्ती
उम्र	: 38 वर्ष **स्थान** : रांची
व्यवसाय	: शिक्षक

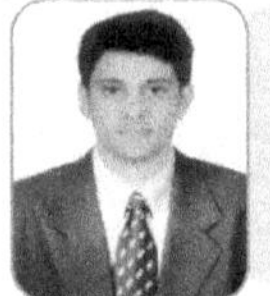

265

नाम	: सतीश कुमार वर्मा वुप्पलपति
उम्र	: 39 वर्ष **स्थान** : हैदराबाद
व्यवसाय	: नेटवर्क आर्किटेक्ट

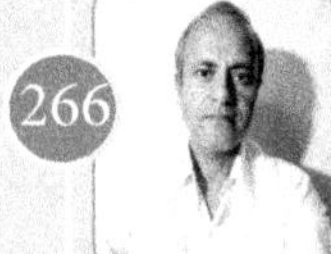

266

नाम	: सत्य नारायण शर्मा
उम्र	: 59 वर्ष **स्थान** : पुत्तपार्थी
व्यवसाय	: बिना किसी शैक्षणिक योग्यता के प्राकृतिक चिकित्सक

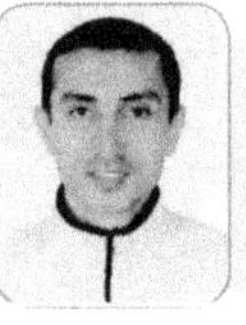

267

नाम	: सैय्यद शाह
उम्र	: 32 वर्ष **स्थान** : मुम्बई
व्यवसाय	: पेशेवर एडवांस पोषण चिकित्सक

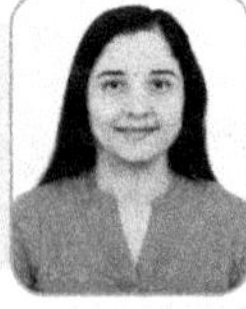

268

नाम	: सीमा बैनर्जी
उम्र	: 45 वर्ष **स्थान** : बैंगलोर
व्यवसाय	: आई टी कर्मचारी

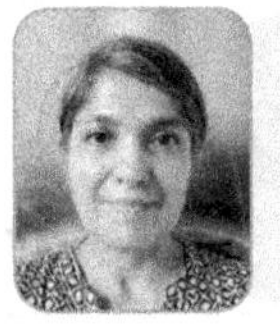

269

नाम	: सीमा मणिकोठ
उम्र	: 51 वर्ष **स्थान** : मुम्बई
व्यवसाय	: सर्विस

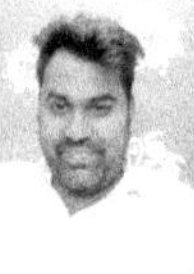

270

नाम	: शाहजादा आलम
उम्र	: 25 वर्ष **स्थान** : कोलकाता
व्यवसाय	: व्यापारी चिकित्सक

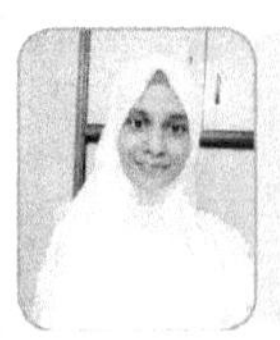

271

नाम	: शेख इकरा आयाज़
उम्र	: 19 वर्ष **स्थान** : मुम्बई
व्यवसाय	: बीएएमएस विद्या थी

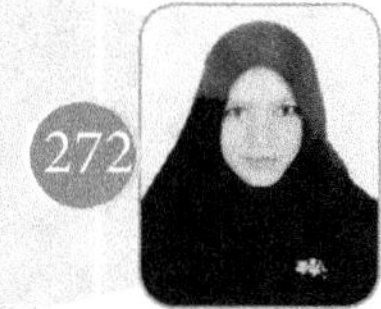

272

नाम	: शेख वारिशा नसीम	
उम्र	: 19 वर्ष	**स्थान** : मुम्बई
व्यवसाय	: बीयूएमएस कोर्स प्रथम वर्ष विद्यार्थी	

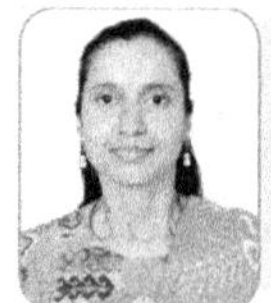

273

नाम	: शालिनी जैन	
उम्र	: 36 वर्ष	**स्थान** : मदनगंज
व्यवसाय	: शिक्षिका	

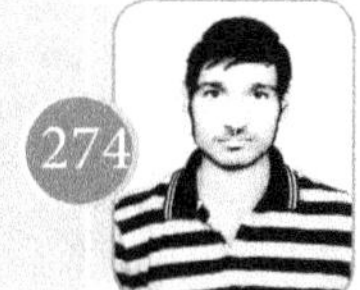

274

नाम	: शाश्वत कुमार	
उम्र	: 26 वर्ष	**स्थान** : पटना
व्यवसाय	: स्वास्थ्य प्रशिक्षक	

275

नाम	: शीतल कंवर	
उम्र	: 19 वर्ष	**स्थान** : भिवाड़ी
व्यवसाय	: पेशेवर एडवांस पोषण चिकित्सक	

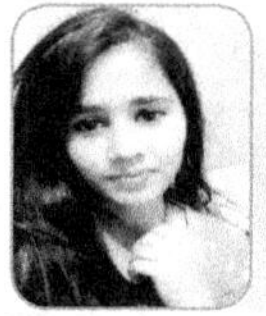

 **276** 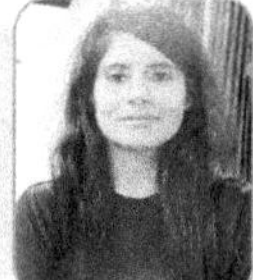

नाम	: शीतल सौरी	
उम्र	: 34 वर्ष	**स्थान** : पूना
व्यवसाय	: डांसर व फिटनेस प्रशिक्षक	

277

नाम	: शिखा सक्सेना	
उम्र	: 55 वर्ष	**स्थान** : लखनऊ
व्यवसाय	: मधुमेह एजुकेटर	

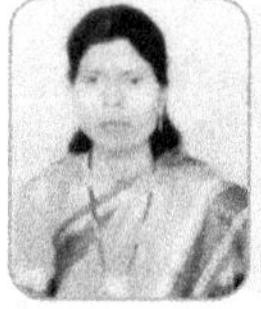

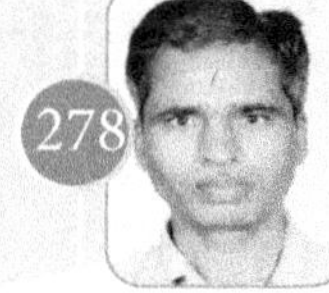

278

नाम	: शिव दुलार	
उम्र	: 52 वर्ष	**स्थान** : नई दिल्ली
व्यवसाय	: पेशेवर प्रमाणित मधुमेह एजुकेटर, प्राकृतिक चिकित्सक, एक्यूप्रेशर, प्राकृतिक स्वास्थ्य सलाहकार व कोड ब्लू ट्रेनर	

279

नाम	: शिव कुमार	
उम्र	: 54 वर्ष	**स्थान** : पटियाला
व्यवसाय	: एक्यूप्रेशर	

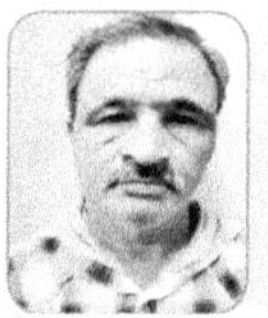

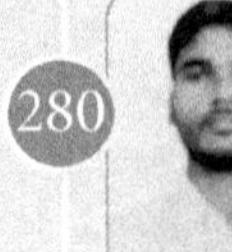

280

नाम	: शिवाजी बालू कुलाल
उम्र	: 32 वर्ष **स्थान** : शिरूर
व्यवसाय	: पेशेवर प्राकृतिक चिकित्सक, योग प्रशिक्षक

281

नाम	: शिवाजी गोराल
उम्र	: 50 वर्ष **स्थान** : पूना
व्यवसाय	: व्यापारी

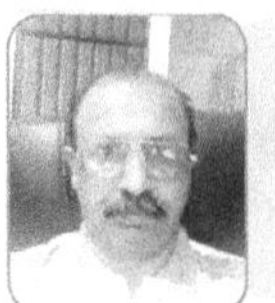

282

नाम	: श्रेया गाडिया
उम्र	: 25 वर्ष **स्थान** : उदयपुर
व्यवसाय	: योग टीचर, प्राकृतिक व एक्यूप्रेशर चिकित्सक

283

नाम	: शुभांगी गोडसे
उम्र	: 25 वर्ष **स्थान** : पूना
व्यवसाय	: साफ्टवेयर इंजीनियर

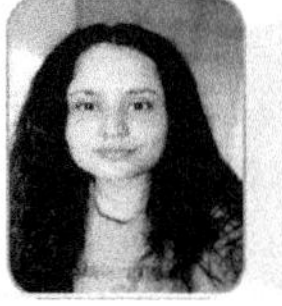

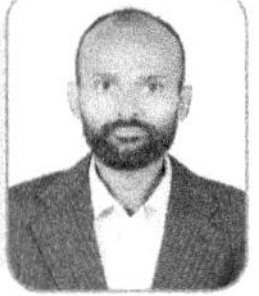

284

नाम	: सिद्धार्थ जैन
उम्र	: 33 वर्ष **स्थान** : गाजियाबाद
व्यवसाय	: इंजीनियर

285

नाम	: सिमी हांडा
उम्र	: 55 वर्ष **स्थान** : नई दिल्ली
व्यवसाय	: फार्मासिस्ट

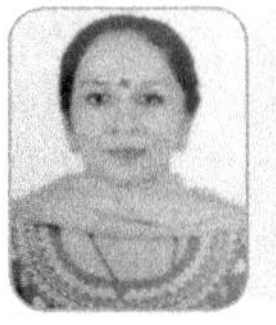

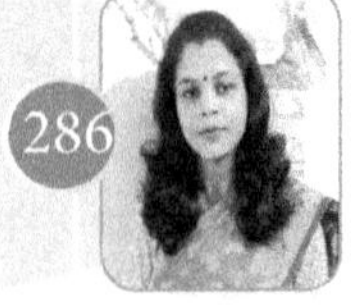

286

नाम	: स्नेहा सिन्हा
उम्र	: 31 वर्ष **स्थान** : पटना
व्यवसाय	: नर्स

287

नाम	: सोनल अमित शाह
उम्र	: 47 वर्ष **स्थान** : वडोदरा
व्यवसाय	: व्यापारी

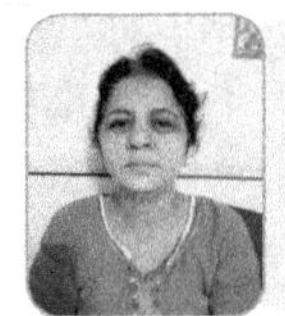

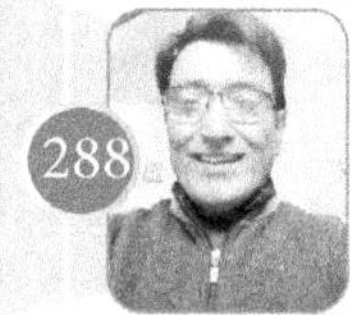

288

नाम	: सौमन मुखोपाध्याय		
उम्र	: 58 वर्ष	**स्थान**	: गाजियाबाद
व्यवसाय	: प्राकृतिक चिकित्सक		

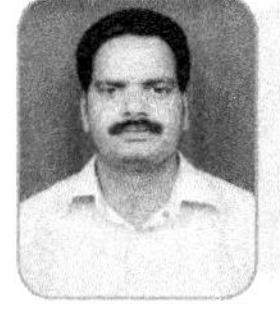

289

नाम	: सौम्या प्रकाश दास		
उम्र	: 43 वर्ष	**स्थान**	: जाजापुर
व्यवसाय	: व्यापारी		

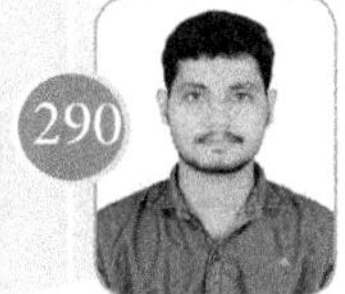

290

नाम	: सौनक दास		
उम्र	: 19 वर्ष	**स्थान**	: खडगपुर
व्यवसाय	: चिकित्सा पोषण विशेषज्ञ		

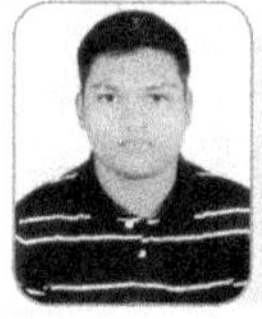

291

नाम	: सौरव बाईसैक		
उम्र	: 25 वर्ष	**स्थान**	: धनकुंज
व्यवसाय	: पेशेवर एडवांस पोषण चिकित्सक		

 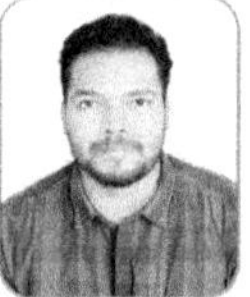

292

नाम	: सरबन बारिक		
उम्र	: 26 वर्ष	**स्थान**	: बालंगीर
व्यवसाय	: व्यवसायी		

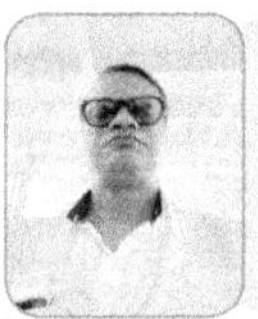

293

नाम	: श्रीपद कुमार बैद्य		
उम्र	: 47 वर्ष	**स्थान**	: कोलकाता
व्यवसाय	: आयुर्वेदिक उत्पाद सलाहकार		

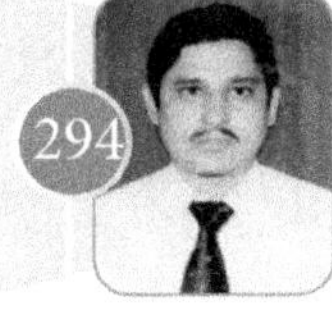

294

नाम	: सुहास मुखर्जी		
उम्र	: 44 वर्ष	**स्थान**	: रानीगंज
व्यवसाय	: पंचगव्य सलाहकार		

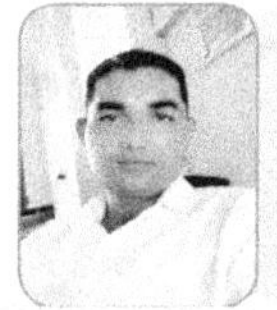

295

नाम	: सुधीर कुमार		
उम्र	: 39 वर्ष	**स्थान**	: रेवाड़ी
व्यवसाय	: केमिस्ट्री शिक्षक		

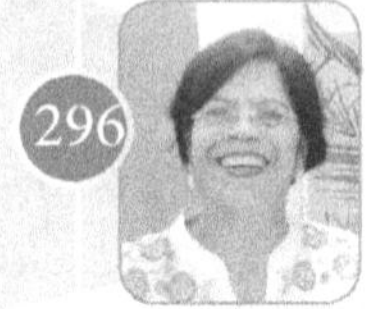

नाम	: सुलेखा दागली
उम्र	: 66 वर्ष　　　　**स्थान** : मुम्बई
व्यवसाय	: पेशेवर प्राकृतिक चिकित्सक

296

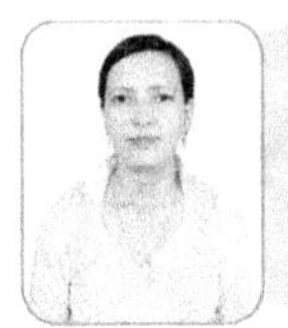

नाम	: सुमन चौहान
उम्र	: 33 वर्ष　　　　**स्थान** : अम्बाला
व्यवसाय	: स्वास्थ्य कोच

297

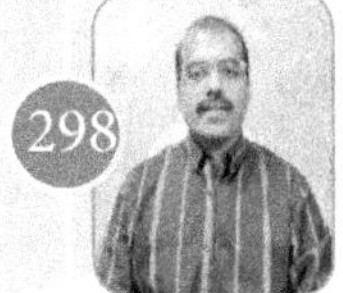

नाम	: डॉ. सुनील कहालेकर
उम्र	: 44 वर्ष　　　　**स्थान** : नांदेड
व्यवसाय	: पोस्ट ग्रेजुएट / बीएएमएस

298

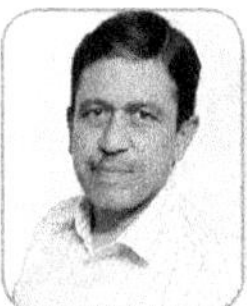

नाम	: सुप्रियो मजूमदारे
उम्र	: 55 वर्ष　　　　**स्थान** : नई दिल्ली
व्यवसाय	: नार्दन रेलवे में सीनियर सेक्शन इंजीनियर

299

 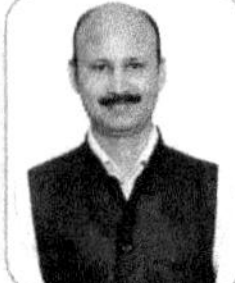

नाम	: सुरेंद्र कुमार
उम्र	: 42 वर्ष　　　　**स्थान** : भुज
व्यवसाय	: सरकारी कर्मचारी

300

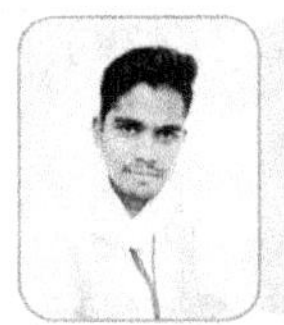

नाम	: सुरेश कुमार यादव
उम्र	: 27 वर्ष　　　　**स्थान** : लातूर
व्यवसाय	: न्यूरोथेरापिस्ट

301

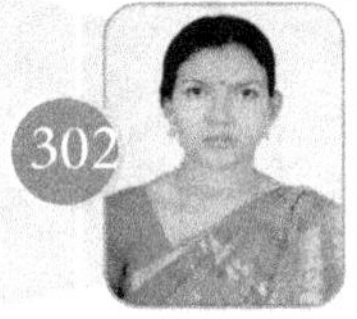

नाम	: सुषमा घोष (रॉय)
उम्र	: 27 वर्ष　　　　**स्थान** : खडगपुर
व्यवसाय	: वेलनेस काउंसलर

302

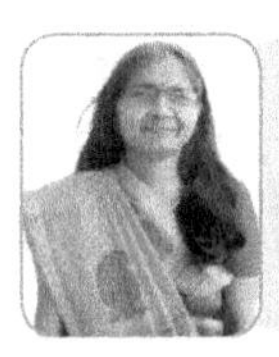

नाम	: सुषमा बैंगनी
उम्र	: 56 वर्ष　　　　**स्थान** : बैंगलोर
व्यवसाय	: प्राकृतिक चिकित्सक एनडीडीवाई

303

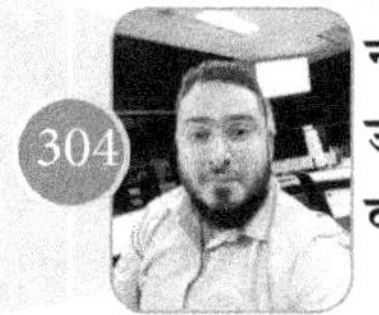

304

नाम	: सैय्यद बाबर अहमद
उम्र	: 39 वर्ष
व्यवसाय	: ईडीआई स्पेशलिस्ट

स्थान : हैदराबाद

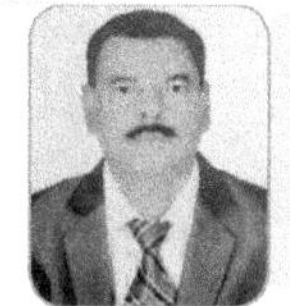

305

नाम	: सैय्यद वाजिद हुसैन
उम्र	: 62 वर्ष
व्यवसाय	: वकील

स्थान : थाने

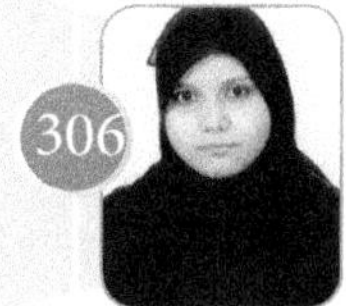

306

नाम	: ताहेरा खालेदी
उम्र	: 29 वर्ष
व्यवसाय	: फिजियोथेरेपिस्ट

स्थान : हैदराबाद

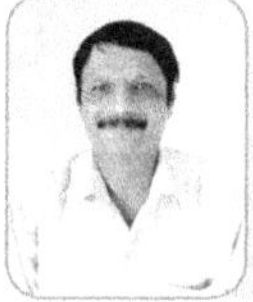

307

नाम	: तपन कुमार महापात्रा
उम्र	: 49 वर्ष
व्यवसाय	: कम्प्यूटर सिस्टम एडमिनिस्ट्रेटर

स्थान : पूर्बा मेदिनीपुर

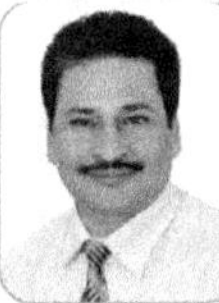

308

नाम	: तेजपाल सिंह
उम्र	: 57 वर्ष
व्यवसाय	: पेशेवर मधुमेह एजुकेटर

स्थान : कपूरथला

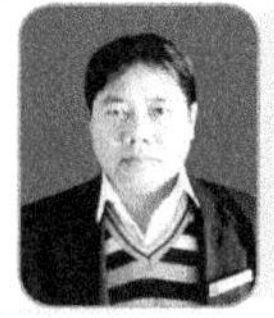

309

नाम	: थोकचोम रामेश्वर सिंह
उम्र	: 42 वर्ष
व्यवसाय	: स्वास्थ्य कोच

स्थान : इम्फाल

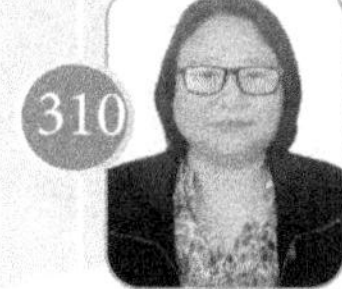

310

नाम	: तिआला इमचेन
उम्र	: 30 वर्ष
व्यवसाय	: व्यवसायी

स्थान : कोहिमा

311

नाम	: ऊमा यादव
उम्र	: 47 वर्ष
व्यवसाय	: रिसर्च स्कॉलर

स्थान : गुड़गाँव

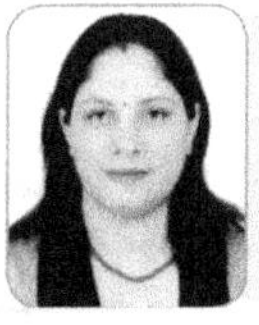

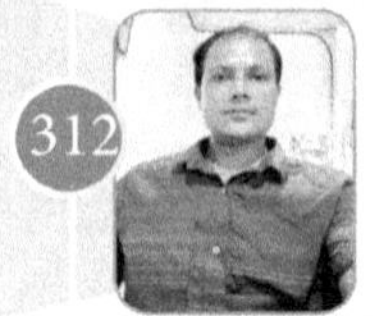

312	**नाम** : ऊमाकांत मोहपात्रा
	उम्र : 36 वर्ष **स्थान** : भुवनेश्वर
	व्यवसाय : शिक्षक

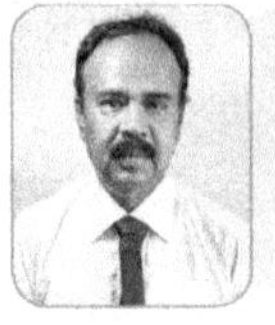

313	**नाम** : उत्पल राय
	उम्र : 57 वर्ष **स्थान** : गोपाल नगर, नार्थ 24 परगना
	व्यवसाय : व्यापारी

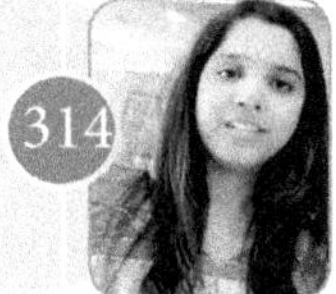

314	**नाम** : वैष्णवी जितेंद्र वालुंज
	उम्र : 32 वर्ष **स्थान** : पिम्परी चिंचवाड
	व्यवसाय : फार्मासिस्ट

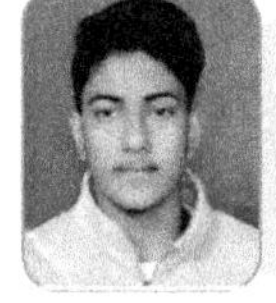

315	**नाम** : वासुदेव राय
	उम्र : 21 वर्ष **स्थान** : भारत
	व्यवसाय : स्वास्थ्य सलाहकार

 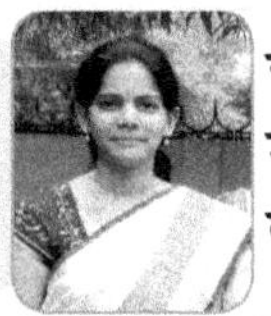

316	**नाम** : वीना देवी कोल्लीपारा
	उम्र : 35 वर्ष **स्थान** : हैदराबाद
	व्यवसाय : वेलनेस काउंसलर

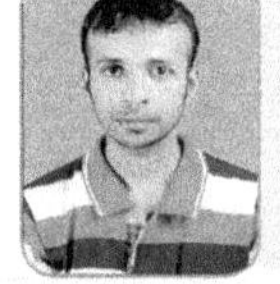

317	**नाम** : विजय आनंद
	उम्र : 33 वर्ष **स्थान** : महासमंद
	व्यवसाय : व्यापारी

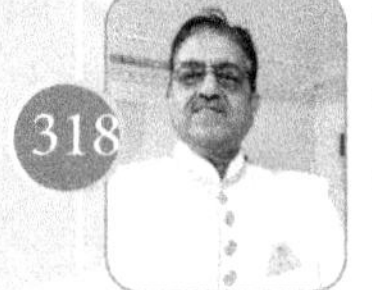

318	**नाम** : विजय वडगबालकर
	उम्र : 63 वर्ष **स्थान** : मुम्बई
	व्यवसाय : वेलनेस व फिटनेस फ्रीडम कोच

319	**नाम** : विनीत खेतान
	उम्र : 36 वर्ष **स्थान** : कोलकाता
	व्यवसाय : सर्विस

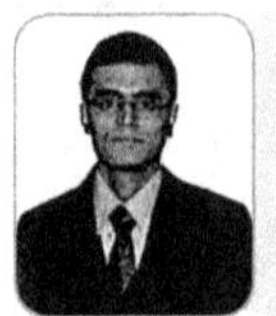

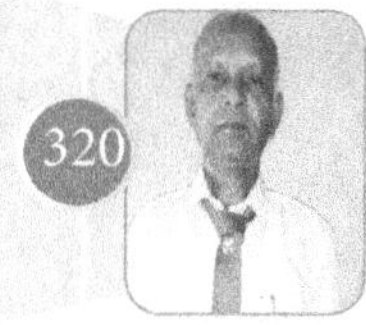

नाम : विनोद कुमार कथेरिया
उम्र : 56 वर्ष   **स्थान** : जैतपुर, नई दिल्ली
व्यवसाय : आयुर्वेदिक चिकित्सक

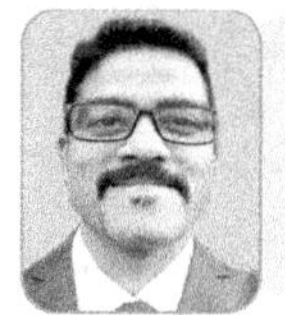

नाम : विनोद नंदीगाम
उम्र : 40 वर्ष   **स्थान** : हैदराबाद
व्यवसाय : कार्पोरेट ट्रेनर

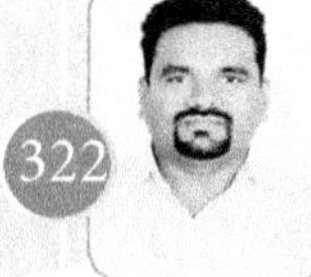

नाम : विशाल बेकेल्लु
उम्र : 36 वर्ष   **स्थान** : पूना
व्यवसाय : स्वास्थ्य कोच

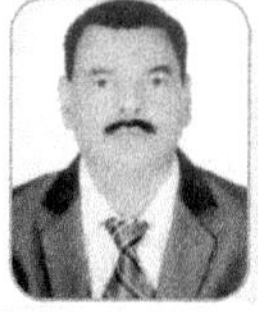

नाम : वाजिद हुसैन सैय्यद
उम्र : 63 वर्ष   **स्थान** : थाने
व्यवसाय : वकील

 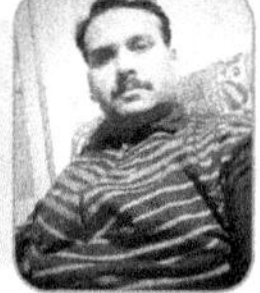

नाम : वेंकटेश्वर नंद मिश्रा
उम्र : 39 वर्ष   **स्थान** : सतना
व्यवसाय : जन स्वास्थ रक्षक

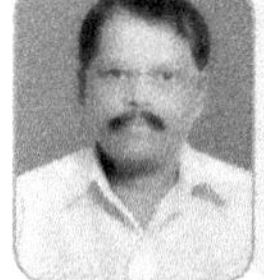

नाम : दयानन्द सोमनाथ जाधव
उम्र : 55 वर्ष   **स्थान** : पुणे
व्यवसाय : आहार चिकित्सा में एड्वांस ट्रेनिंग

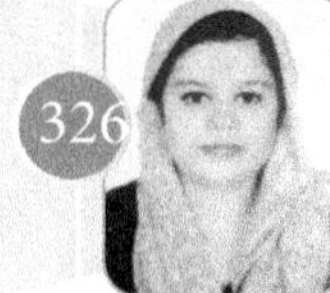

नाम : शबनम खेरडी
उम्र : 28 वर्ष   **स्थान** : ठाणे
व्यवसाय : कपिंग थेरेपिस्ट

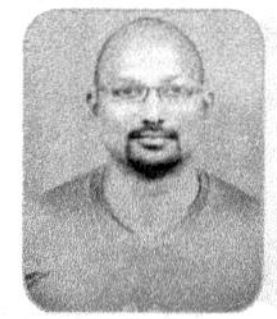

नाम : जीवन जगदीश सावंत
उम्र : 36 वर्ष   **स्थान** : वसाई
व्यवसाय : आहार चिकित्सा स्पैशलिस्ट

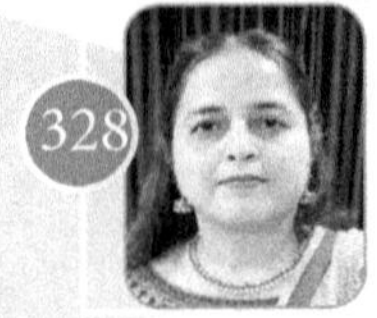

328

नाम	: नेहा सालवानी	
उम्र	: 48 वर्ष	**स्थान** : भोपाल
व्यवसाय	: आहार चिकित्सा में एड्वांस ट्रेनिंग	

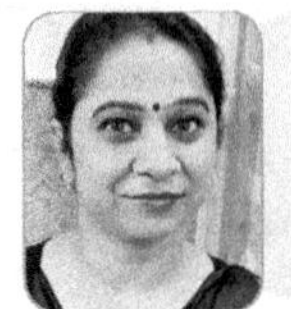

329

नाम	: शिखा गुप्ता	
उम्र	: 43 वर्ष	**स्थान** : लखनऊ
व्यवसाय	: प्राकृतिक चिकित्सक / नीजी स्वास्थ्य चिकित्सक	

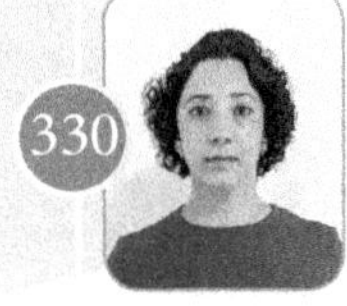

330

नाम	: काजल दोशी	
उम्र	: 43 वर्ष	**स्थान** : मुम्बई
व्यवसाय	: आहार विशेषज्ञ क्लीनिक	

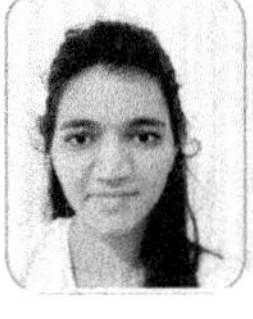

331

नाम	: धरा लथिया	
उम्र	: 25 वर्ष	**स्थान** : सूरत
व्यवसाय	: स्वास्थ्य विशेषज्ञ	

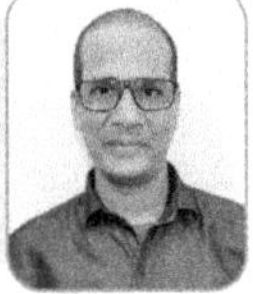

332

नाम	: सन्तोष कुमार अनु	
उम्र	: 46 वर्ष	**स्थान** : मुज़फ्फरपुर
व्यवसाय	: संगीतकार	

333

नाम	: हेमन्त अरोड़ा	
उम्र	: 37 वर्ष	**स्थान** : फरीदाबाद
व्यवसाय	: व्यवसायी	

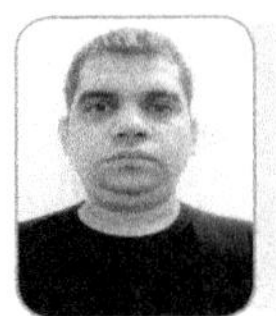

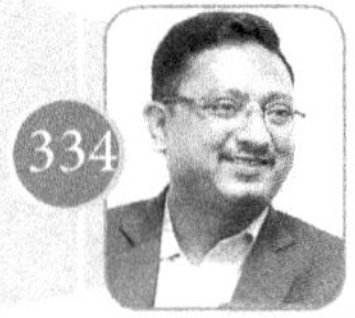

334

नाम	: हरेन्द्र शान्डिल्य	
उम्र	: 40 वर्ष	**स्थान** : अलीगढ़
व्यवसाय	: जैविक कृषि	

335

नाम	: जीनु जमडाग्नी	
उम्र	: 43 वर्ष	**स्थान** : बवाना
व्यवसाय	: आहार विज्ञान में एड्वांस ट्रेनिंग सर्टिफिकेशन	

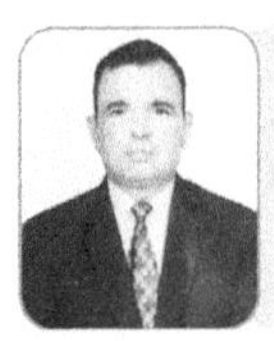

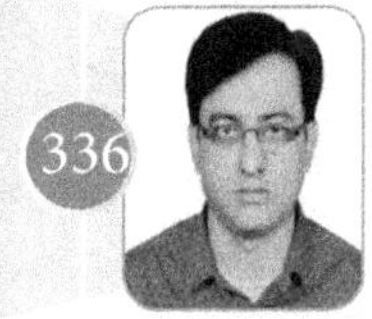

नाम	: मो. ईसा बाकेर बाबु
उम्र	: 45 वर्ष **स्थान** : ढाका
व्यवसाय	: डायबिटीज़ एजुकेटर

336

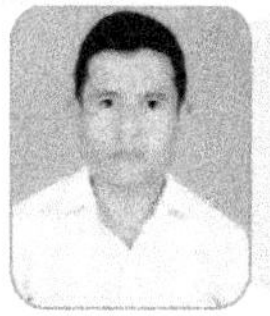

नाम	: अरून मुकुंद पाटिल
उम्र	: 52 वर्ष **स्थान** : वाडा
व्यवसाय	: व्यवसायी

337

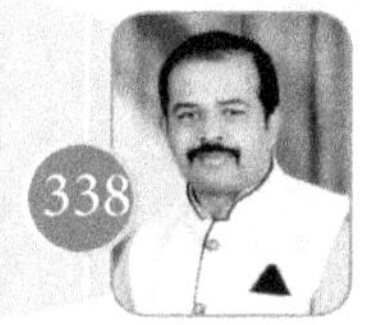

नाम	: डॉ. दीपक वसंत तुपे
उम्र	: 38 वर्ष **स्थान** : वाडुज
व्यवसाय	: प्रैक्टीश्नर

338

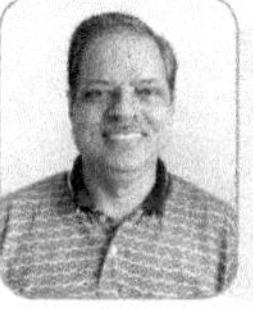

नाम	: जयाराम बारेगर
उम्र	: 54 वर्ष **स्थान** : पुणे
व्यवसाय	: व्यवसायी

339

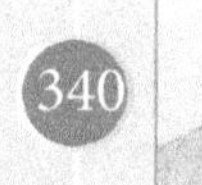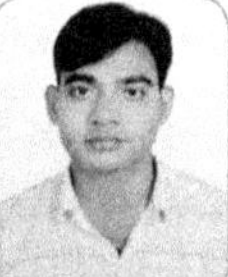

नाम	: डॉ. ब्रजेन्द्र यादव
उम्र	: 30 वर्ष **स्थान** : ग्वालियर
व्यवसाय	: होमियोपैथी सलाहकार

340

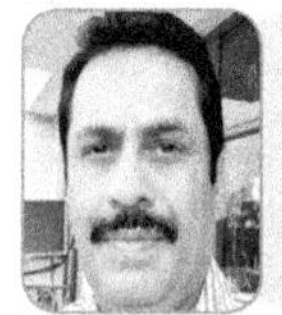

नाम	: डॉ. आदर्श विंद अग्रवाल
उम्र	: 46 वर्ष **स्थान** : चंडीगढ़
व्यवसाय	: डॉक्टर

341

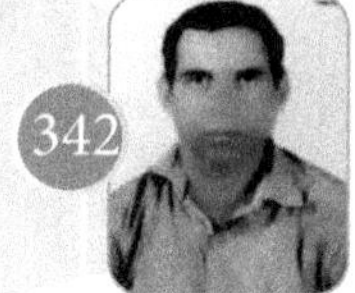

नाम	: नवीन भाटिया
उम्र	: 56 वर्ष **स्थान** : बैंगलौर
व्यवसाय	: प्राकृतिक चिकित्सक

342

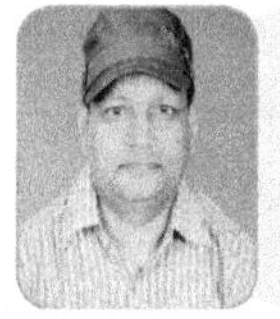

नाम	: डॉ. श्याम सुन्दर गुप्ता
उम्र	: 53 वर्ष **स्थान** : बिलासपुर
व्यवसाय	: डॉक्टर

343

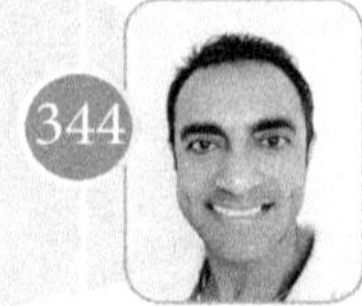

344

नाम	: विक्रान्त सिंह डोगरा	
उम्र	: 42 वर्ष	स्थान : सिडनी
व्यवसाय	: आर्किटेक्ट सलाहकार	

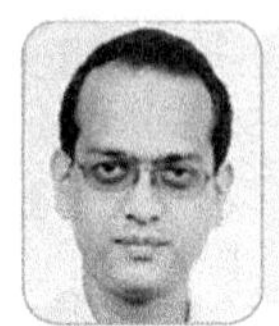

345

नाम	: निलेश तलेले	
उम्र	: 45 वर्ष	स्थान : मुम्बई
व्यवसाय	: प्राकृतिक उपचार एवं एक्यूप्रेशर थेरेपिस्ट, मकैनिकल इंजीनियर तथा आईटी आर्किटेक्ट	

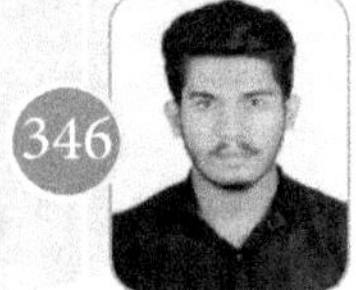

346

नाम	: राहिल शेख	
उम्र	: 21 वर्ष	स्थान : मुम्बई
व्यवसाय	: ओप्टोमेट्रिस्ट	

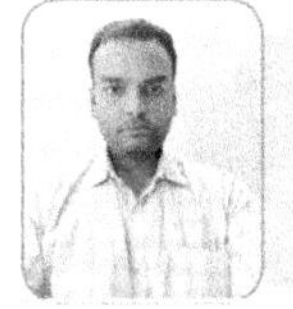

347

नाम	: संग्राम बवाचकर	
उम्र	: 39 वर्ष	स्थान : मंचार
व्यवसाय	: बीएएमएस	

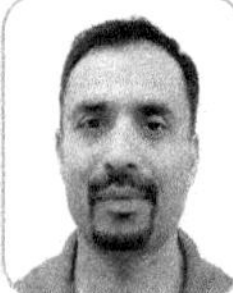

348

नाम	: बलविंदर सिंह	
उम्र	: 54 वर्ष	स्थान : मिलफोर्ड
व्यवसाय	: खाद्य संचालक	

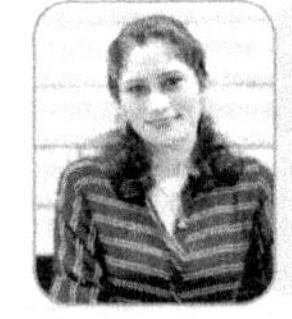

349

नाम	: सोना केरकर	
उम्र	: 44 वर्ष	स्थान : मुम्बई
व्यवसाय	: आहार सलाहकार	

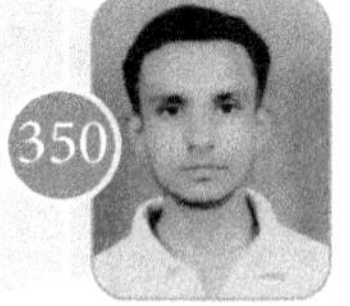

350

नाम	: शिवम् चौधरी	
उम्र	: 22 वर्ष	स्थान : मुज़फ्फरनगर
व्यवसाय	: बीएएमएस	

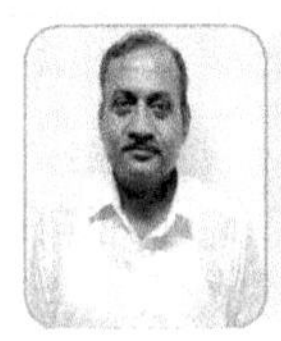

351

नाम	: वी. वैन्कटेश्वरलु	
उम्र	: 56 वर्ष	स्थान : भोपाल
व्यवसाय	: आईटी प्रोफेशनल	

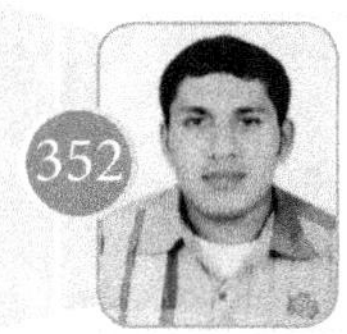

352

नाम	: निर्मल पॉल
उम्र	: 28 वर्ष **स्थान** : डिगनगर पलपारा
व्यवसाय	: फिजियोथेरेपिस्ट

353

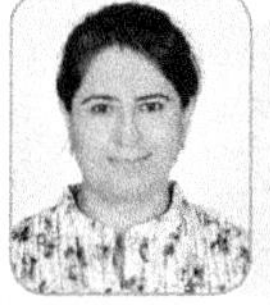

नाम	: व्रन्दा खाण्डवे
उम्र	: 54 वर्ष **स्थान** : इंदौर
व्यवसाय	: प्राकृतिक चिकित्सक एवं आहार विशेषज्ञ

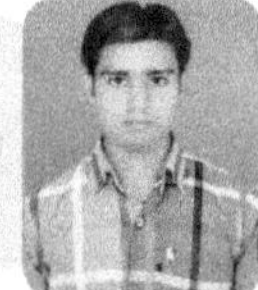

354

नाम	: चन्द्र प्रकाश रायसिंघानी
उम्र	: 28 वर्ष **स्थान** : भोपाल
व्यवसाय	: स्वास्थ्य विशेषज्ञ एवं आहार सलाहकार

355

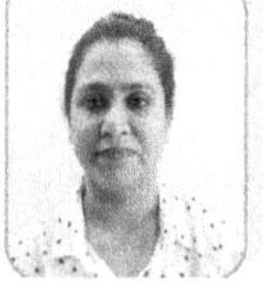

नाम	: वन्दना आहुजा
उम्र	: 39 वर्ष **स्थान** : पुणे
व्यवसाय	: सोफ्टवेयर इंजीनियर

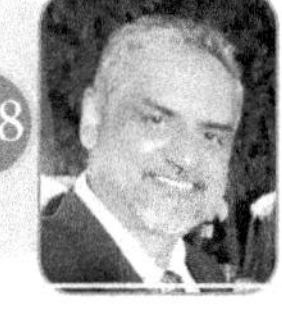

356

नाम	: दीपक
उम्र	: 29 वर्ष **स्थान** : नारनौल
व्यवसाय	: सरकारी कर्मचारी

357

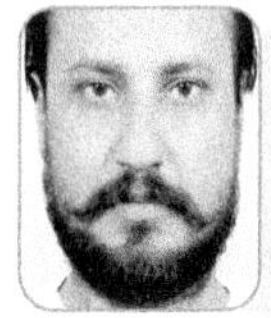

नाम	: अमिता जैन
उम्र	: 39 वर्ष **स्थान** : दिल्ली
व्यवसाय	: आहार विशेषज्ञ / लेखक

358

नाम	: सैवियो पाइस
उम्र	: 52 वर्ष **स्थान** : कुवेत
व्यवसाय	: सर्विस

359

नाम	: लवलीन सिंह
उम्र	: 35 वर्ष **स्थान** : जालंधर
व्यवसाय	: एमबीबीएस, एमडी

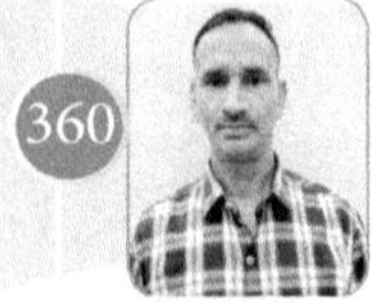

360

नाम	: डॉ. देवेन्द्र सिंह पटवाल
उम्र	: 50 वर्ष **स्थान** : रामनगर
व्यवसाय	: प्राकृतिक विज्ञान एवं योग

361

नाम	: प्रशांत कुमार घोष
उम्र	: 40 वर्ष **स्थान** : गेघाता बोनगांव
व्यवसाय	: ट्यूटर

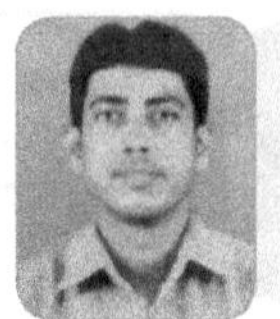

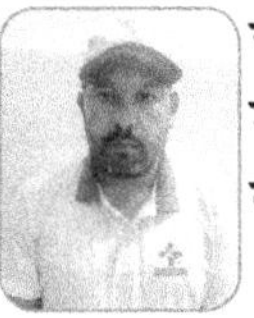

362

नाम	: डॉ. सुरेखा सिंह
उम्र	: 57 वर्ष **स्थान** : पौड़ी गढ़वाल
व्यवसाय	: डॉक्टर

363

नाम	: रामया पी आर
उम्र	: 34 वर्ष **स्थान** : पालक्कड़, केरला
व्यवसाय	: बी एच एम एस

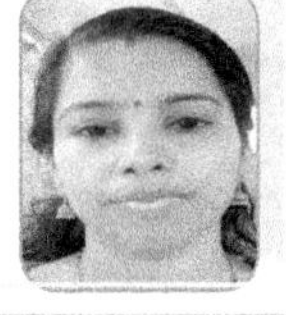

364

नाम	: विनोद कुमार
उम्र	: 38 वर्ष **स्थान** : यमुना नगर
व्यवसाय	: सरकारी सर्विस

Virtual OPD

If you are suffering from Cancer, Heart Disease, Kidney failure or other life-style diseases and want to know

The Best Diet on Earth
Designed Just for You

to help you recover from illness

Then, let Dr. Biswaroop Roy Chowdhury design a customised Diet Plan for you, based on your medical history, current medication and present lifestyle .

Take the first step towards curing the disease by filling the VOPD Form at www.biswaroop.com/vopd, you may contact us at biswaroop@biswaroop.com/+91-9312286540

Diabetes Educator's Certification Training

in 4 Steps

Step 1: Watch 16 hrs of exclusive Diabetes Training Videos.

Step 2: Read Study material sent through courier.

Step 3: Qualify online examination.

Step 4: Receive Diabetes Educator's Kit including access to 'Diabetes Clinic' App through which you can download pre-customised diet plans for more than 60 diseases.

Join the social movement to eradicate Diabetes
be a

Certified Diabetes Educator

Training fee: ₹ 21,000/-

Certificate Partner

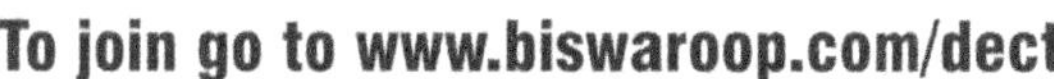

To join go to www.biswaroop.com/dect

For more information contact :

H.O.: B-121, 2nd Floor, Green Fields, Faridabad -121003 (Haryana), India
Call: +91-9312286540, Email:biswaroop@biswaroop.com,
Website: www.biswaroop.com

Let every morning be the Hunza Morning

If you have decided to pick only one of my suggestions for the sake of your health, then take this suggestion :

Stop consuming tea specially, morning tea. The early morning tea makes the inner lining of your intestinal wall acidic, as after a long night of fasting your stomach is empty and craving for food. An acidic stomach on a regular basis is the single biggest cause of all kind of inflammatory and lifestyle diseases including arthritis, Diabetes etc.

How to stop craving of tea $\longrightarrow$ Switch to Hunza Tea

Hunza Civilization: Hunza people are the Indians living at extreme northwest of India in Hindu Kush range. They are known to be one of the world's healthiest civilizations, often living up to the age of 110 years.

How to prepare Hunza Tea (serves four):

Ingredients:
- 12 Mint leaves(Pudina)
- 8 Basil Leaves(Tulsi)
- 4 Green cardamom (Elaichi)
- 2 gm Cinnamon (Dalchini)
- 20 gm Ginger (Adrak)
- 20 gm Jaggery (Gur)

Instructions:
- Take 4 cups of water in a tea pan
- Add all ingredients, simmer it for 10mins
- Add a dash of lemon juice and serve hot or cold

For those who are too lazy to collect the above ingredients (to make their own hunza tea) may order

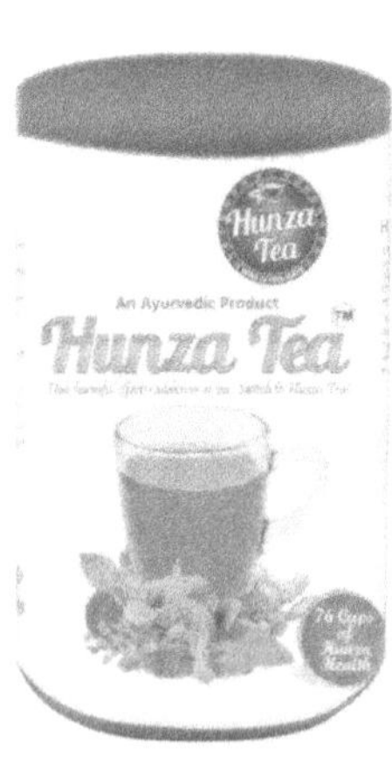

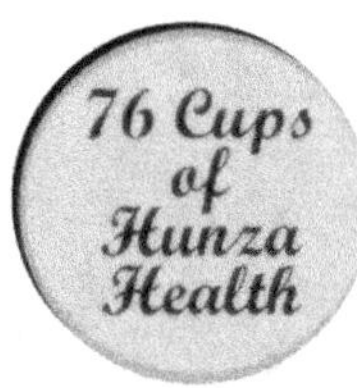

You may place your order at:

Dynamic Memory Pvt. Ltd.
B-121, 2nd Floor, Green Fields,
Faridabad (Haryana)
Mobile No.:+91-9312286540,
E-mail: biswaroop@biswaroop.com

Log on to www.biswaroop.com to buy products

It's your chance to reverse Diabetes
Join

DIABETES
72hrs Program
3 Days Residential Tour

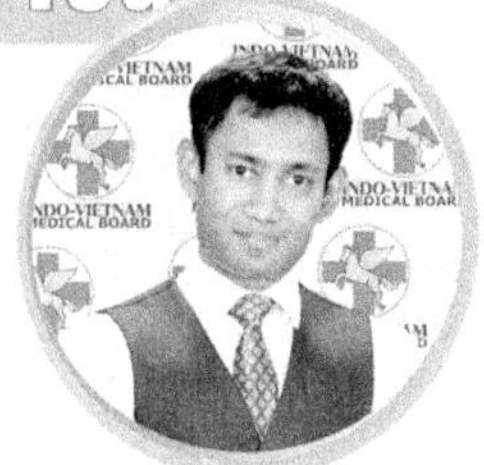

Be under the direct supervision of
internationally renowned medical nutritionist

Dr. Biswaroop Roy Chowdhury
and his medical team for **3** days
**Free yourself from
the burden of 3 D's**

Diagnosis, Drugs and Diabetes
.....Forever

You can do it in 3 steps:

Step-1 : To Know about the program logon to www.biswaroop.com/residential-tour

Step-2: Book a seat at the above link or contact us at+91-9312286540 or mail at biswaroop@biswaroop.com

Step-3: Spend 3 life transforming days with us.

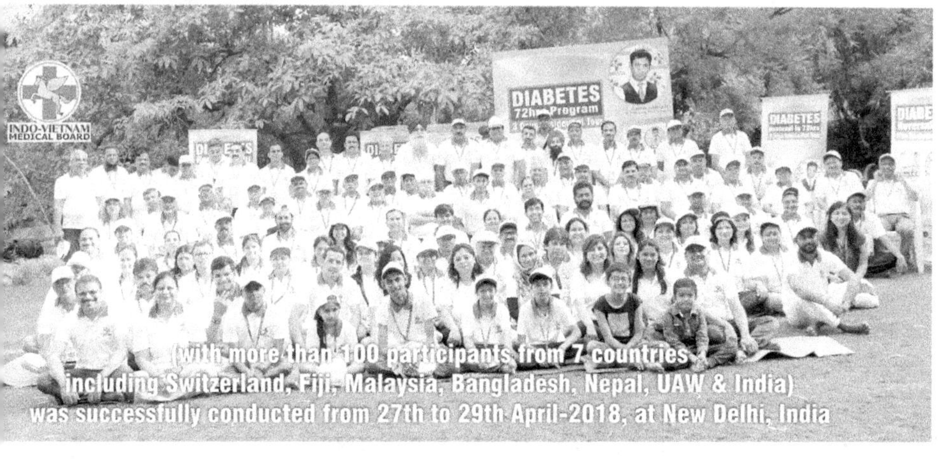

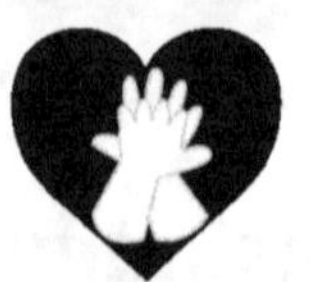
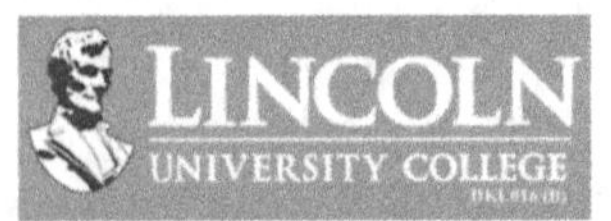

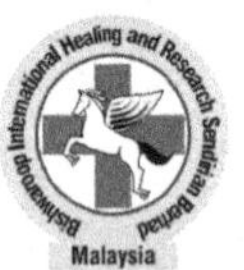

Code Blue Certification Training

(Protocol To Reverse And Manage Chest Pain, Heart Attack And Cardiac Arrest)

Overview: Aim of the training is to equip the clinicians and the layman with the skills to successfully manage and revive a chest pain, heart attack, and cardiac arrest victim. It is an evidence-based training with reference from more than 100 research papers (available in Pubmed) since the propagation of Cardiopulmonary Resuscitation, which started in the early 1960s.

Duration: One-month certification course

Content:
1) History of Cardiac Resuscitation
2) Diagnosing a cardiac arrest
3) Principle of Cardiac Resuscitation
4) Cardiac compression technique
5) Comparison of popular CPR Vs Cardiac Compression
6) Principle and practice of automated external defibrillator
7) The latest evidence base of the widespread practice of :
   a) Oxygen therapy
   b) Administering epinephrine
   c) Percutaneous coronary intervention (PCI)
   d) Bypass Surgery
8. 3 Step protocol to manage
   a) Chest Pain
   b) Heart Attack
   c) Cardiac Arrest (AED required)
9. Prevention of future chest pain/heart attack/ cardiac arrest
10. CME & practice to be a successful "Code Blue Trainer".

Training material:
1) Code Blue Trainer's Reference Book
2) Cardiac compression training tool
3) Code Blue Trainer's practice T-shirt.

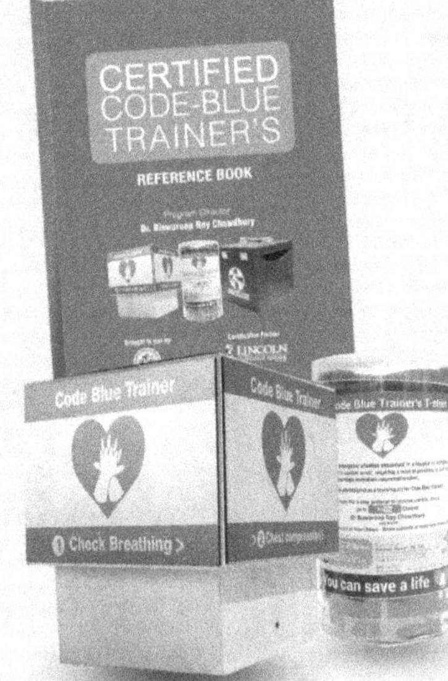

Course Fee:
INR 21,000/-
(including GST + Courier)

Mode of Training:
1) Training through online / video modules
2) Practice & evaluation through online/video conferencing

To register go to www.biswaroop.com/codebluetraining

CALL US : +91-9312286540 MAIL US: biswaroop@biswaroop.com